ニューヒストリー　近代日本 5
New History-Modern Japan

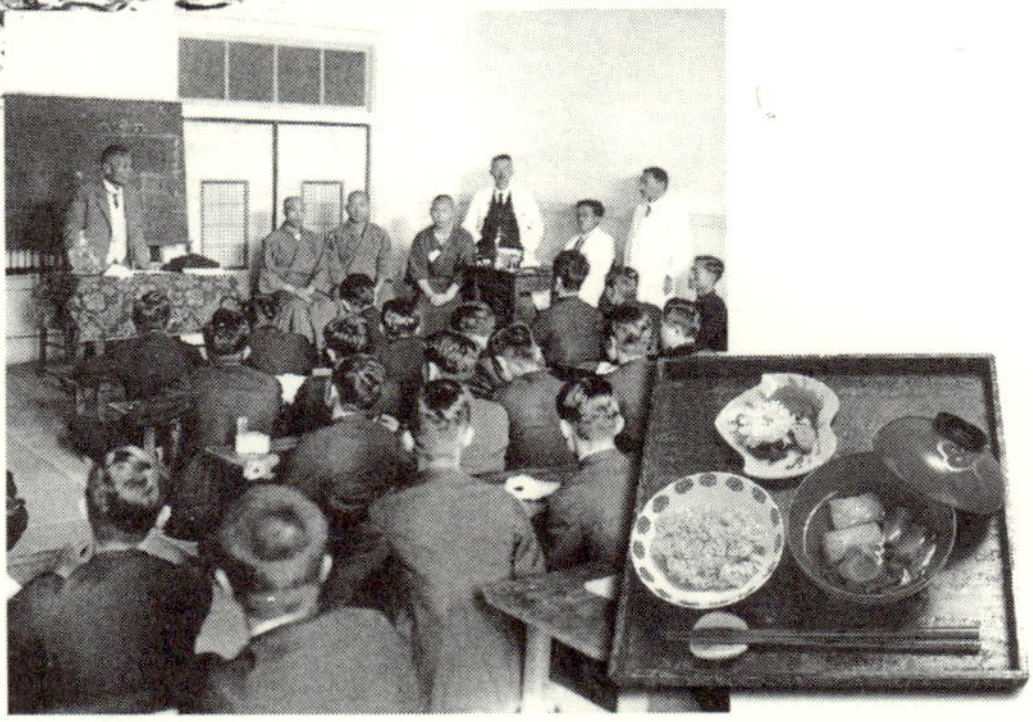

〈癒す知〉の系譜

科学と宗教のはざま

島薗　進 *Susumu Shimazono*

吉川弘文館

〈癒す知〉の系譜―科学と宗教のはざま―

目次

写真提供・協力（敬称略）
井上貴美子　書泉グランデ　生活の発見会　大法輪閣　田畑書店
東京慈恵医科大学医学情報センター史料室　日本ＣＩ協会

I

〈癒す知〉の系譜学

1 ポストモダンの〈癒す知〉

対抗文化とオルタナティブ

日本の社会がある程度の豊かさを達成した一九七〇年代は、〈癒《いや》す知〉への熱い希望が高まりを見せ始めた時期でもあった。〈癒す知〉への渇望はこれまでの支配的な知のあり方への不満と裏腹のものだ。一九七二年のローマクラブのレポート、『成長の限界』や一九七三年のオイルショックなどを通して、科学技術による福祉の増進がその反面に環境破壊をもたらしてきたということが痛みとともに認識されるようになった。だが、「近代合理主義のゆきづまり」は当時の若者の間でもっと具体的な形で如実に実感されてもいた。所有や支配の欲望と結びついた理性の過剰が、心身の自由な羽ばたきを抑圧している。だが、それは個々人ひとりひとりの問題だ。政治や社会の仕組みをかえることも大切かもしれないが、まずは個々人がそれぞれに自由な心とからだを回復しなければならない。そこに〈癒す知〉の重要な現代的意義があると考えられていた。

そのような〈癒す知〉のモデルは、たとえばアメリカ大陸の先住民の知恵にあると考えられた。

「変革」を語る若者の間に、〈癒す知〉への憧れをかきたてた七〇年代の著作の代表的なもののひとつが、真木悠介《まきゆうすけ》(見田宗介)の『気流の鳴る音——交響するコミューン』(一九七七)である。この本は北米先住民のヤキ族の呪術師、ドン・ファンやドン・ヘナロに弟子入りして、その知恵を学んだと主張するカルロス・カスタネーダの著作に多くを負っている。そこには「生きられたイメージをとおして論理を展開する思想」がある。それは近代人が慣れ親しんだ「抽象化された記号の論理の進行する論理」とは異質のものであり、近代人にとっては「異世界」として現れる。著者がその「異世界」にどう向き合おうとしてきたのかを語って、この本は結ばれている。

けれども私はこれらの世界を、異世界としての異世界として描こうとしたのではない。現代社会をひとつの凝固した物象としてみるのではなく、その存立の構造においてみるかぎり、巨視的な世界の構造においても、微視的な自我の構造においても、これら〈異世界〉への抑圧のうえにはじめて、われわれの合理化された日常性がなりたっていることがわかる。そうであればこそ、それらはけっしてわれわれの生きる世界の外なるユートピアではなく、われわれ自身の世界の内部、自我の内部に呼応する解放の拠点となるのだ。/(原文改行の意)われわれの自我の深部の異世界を解き放つこと。(真木 一九八六、二一二ページ)

〈癒す知〉は抑圧的な近代の知、近代科学の知へのオルタナティブ(代替《だいたい》的な可能性)として展望された。そしてそのような知はしばしば、ある種の宗教や宗教文化を通して育てられ、蓄えられてきたものと考えられた。

〈癒す知〉は近代科学の欠点を克服するところに成立するはずのものだという。そしてそれはどこかに宗教に通じるものを含んでいると考えられている。しかし、宗教といっても合理的な知と正面から対立するような、「信」の宗教が求められているのではない。むしろ心身の解放に資する深い「知」の側面を宗教はもっていた。宗教からそのような側面を見いだし、科学的な知と統合することができるのではなかろうか。近代科学にかわって、宗教と科学を統合した新しい知のあり方が展望されているのではなかろうか。「ニューサイエンス」に希望をもった人たちはそのように考えた。日本の一九八〇年代は、「近代を超える知」を目指す「パラダイムシフト」に大きな期待がかけられた時期であった（カプラー一九八四）。

宗教と科学の接点

カール・G・ユングの〈癒す知〉に学んだ深層心理学者の河合隼雄《かわいはやお》は、少なくとも心理療法の知はそのような新たなパラダイムの方向に向かっていると考えた。心理療法はクライエントの魂に向き合うことで、癒しの力を発揮するのであり、それは宗教が尊ぶ方途を教えてきた「いのちの不思議」に関わる知となることによってである。科学を狭くとらえたフロイトにはそのような認識はなかったが、ユングはそれを超えて、個人の心を超える「トランスパーソナル」（超個）の領域に踏み込み、新しいパラダイムを先取りすることになったのだと河合は論じる。

人間のたましいに対する研究を通じて、心理療法の在り方が根本的に変ってきた。フロイトの考えによれば、治療者は明確な理論と技法によって、患者の症状の「原因」を探り、その原因に対する何らかの対処の方法を見出してゆくのであった。しかし、治療者は人間の「たましい」を扱っていると自覚するかぎり、彼は原因結果の因果的連鎖のなかにおいて、その症状を理解しようとするのではなく、たましいのはたらきの不思議に身をゆだねることが大切となってくる。（河合―一九八六、一八ページ）

このような心理療法の知は、デカルトやニュートンによって確立された近代科学の方法論と知のあり方、すなわち主観と客観を分離し、冷ややかな眼差しで対象を分析することで支配しようとする二元論的な知のあり方を超えようとするものである。物理学や生物学などでもそのような知の模索が行われ、「ニューサイエンス」などとよばれるのであるが、ユングはその先駆者であり、近代科学に対するオルタナティブの知（代替知）を生み出そうとしたのだと河合は見なしている。

この新しい知はかつての科学のように宗教をもっぱら敵視するような態度はとらない。たとえば心理療法家は、心の病から癒されていく人々に起こる奇跡とよべるような現象に驚きながら学ぼうとする。そのようにして宗教と科学の橋渡しを目指していくのだと河合は示唆している。

新しいパラダイム

河合は「宗教と科学の接点」について、次のように語っている。

奇跡とも呼べるような現象に接して、私は畏敬の念が起こってくるのを禁じ得なかった。そのような現象こそが治療の根本であり、それは私が「治す」という感じとはほど遠く、クライエントがそれ自身の潜在力によって「治る」のを感嘆して見ている、と言うべきであった。このことは、ユングがルドルフ・オットーの考えを踏まえて、「ヌーミナスな現象を慎重かつ良心的に観察すること」として定義した「宗教」に、まさに当てはまることと思われた。／ここに言う「宗教」は、既成の宗教の教義や儀式によって、魂の救済をはかる、というのではない。それは言わば人間の宗教体験の基本となる現象に注目することである。この際、観察する者とされる者との間の深い関係を前提とすることや、因果的に説明不能な一回限りの現象をも重視する点で、従来の「自然科学」とは異なっている。しかし、ドグマを持たずに現象を観察し記述しようとする態度は「科学的」と呼んでいいだろう。まさに宗教と科学の接点のあたりに存在する現象を扱ってゆかない限り、臨床心理を研究することはできない、という自覚はだんだんと明確になってきた。

（河合一一九九四、viページ）

一八七五年生まれのユングはキリスト教の牧師の子として育ち、精神医学を志すのは一九〇〇年のことだが、彼は当時のキリスト教と医学の双方に満足できなかった。一九〇七年にフロイトと出会って無意識の探求に希望を託したものの、宗教的な体験の意義に目を向けようとしないフロイトに失望し、一九一三年にはフロイトと訣別し、自己自身の独自の道を探る歩みに出る。やがて、自己を越えた存在とも通じていると感じられる集合的無意識の力を取り込み、意識的な自我と統合して高次の「自己」を達成することに癒しの道を見出すようになる。そのユングの〈癒す知〉は一九七〇年代以降の日本で、そして先進国の諸地域で、あたかも新時代を代表する精神運動のように歓迎され、目覚ましい発展をとげている。また、ユングが先駆者の一人となったトランスパーソナル心理学は多彩に発展し、近代的な知を超える〈癒す知〉を代表する一学派としてアカデミズムに一定の地位を占めるに至っている。

癒しからの解放

ポストモダンの語に明るい希望を投げかけていた時期がすぎ、「精神世界」への情熱がオウム真理教事件のような悲劇的な出来事を生むことを意識せざるをえなくなった一九九〇年代中期以降、このような〈癒す知〉の系譜はやや人気が衰えたかもしれない。「近代を超える」新時代の到来を待望する熱い言説は、それほど目立たなくなった。

だが、にもかかわらず「心のケア」や「癒し」の語はますます人気が高い。学問や知的パラダイムとしての〈癒す知〉への期待はやや薄れたかに見えるが、「癒しのイデオロギー」はこれまでになく

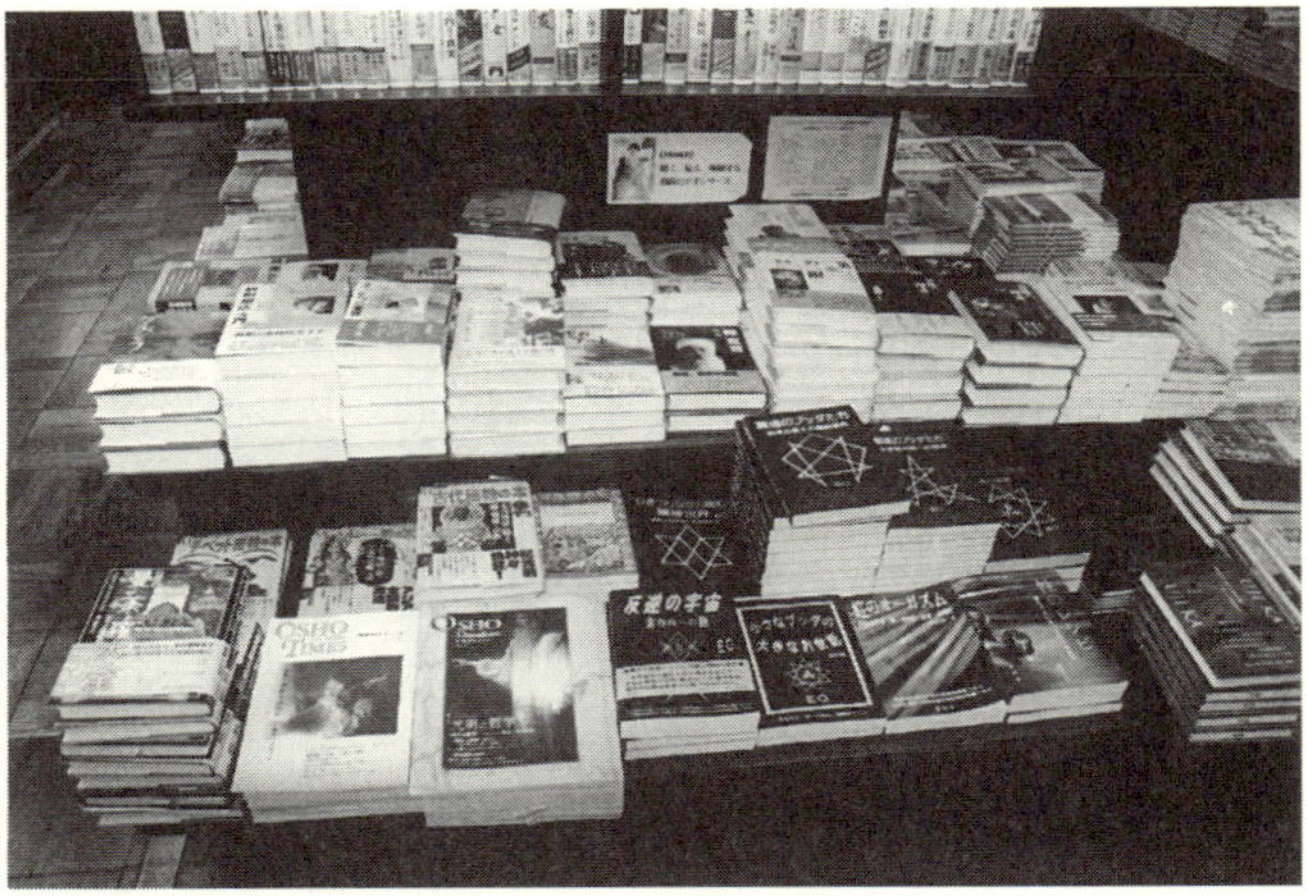

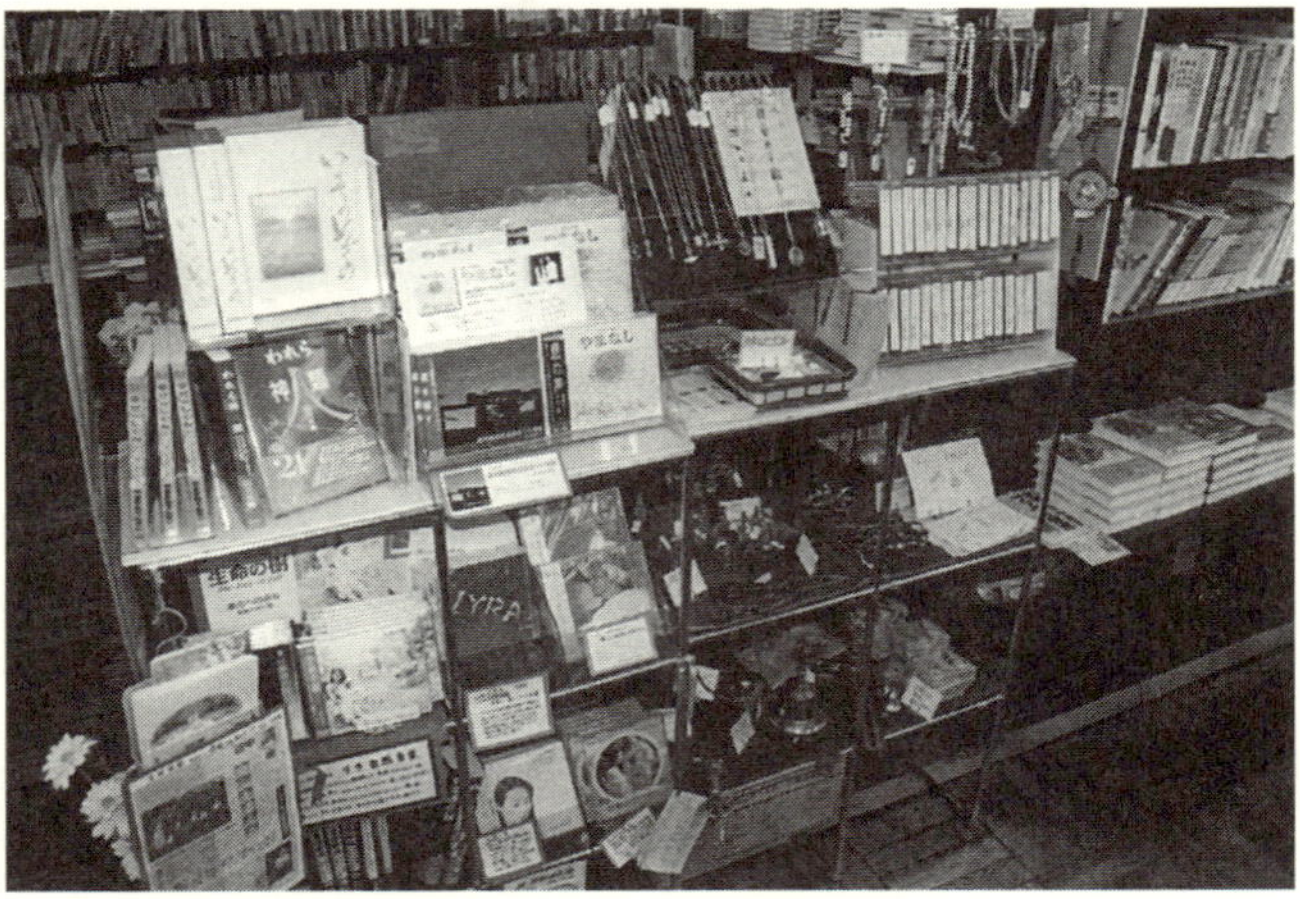

〈癒す知〉の風景

東京神保町の書店「書泉グランデ」の精神世界コーナー．書籍とともにCD・テープからペンダントなど様々なヒーリンググッズが並べられている．

隆盛であるかのようである。二一世紀を迎える日本で、臨床心理学科は大学でのもっとも人気ある学科となり、ヒーリング・グッズやヒーリング・アーツは国土のそこここにあふれている。このような状況を踏まえて、新たに〈癒す知〉が共振する風潮への批判の声も高まりを見せてきた。たとえば、ラディカルな文化批判を追究している隔月刊『インパクション』誌は、二〇〇一年二月刊行の第一二三号で「《癒し》からの解放」を特集している。編集に携わった崎山政毅はそこで、次のように述べている(同誌、九ページ)。

「癒し」という言葉をしばしば耳にするようになった。/「癒しが必要だ」と言われたとき、そのようなものは必要ないと言い切れる者は、ほとんどいないだろう。(中略)/だが、なぜ癒しが必要なのか? 誰に(あるいは何に)対する、誰がおこなう癒しなのか? そしてそれはいかなる癒しなのか?/「癒しが必要だ」というならば、最初に問われるべきこれらの問いは、みごとに掻き消されてしまっている。こうした当初の問い掛けを不在においたまま、情動の政治が蔓延しているといい換えてもよい。あるいは秩序に、あるいはカルトに、健康神話に、マスメディアをつうじて生産されるスペクタクルに、「他者を欠いた平穏な日常」に、私たちが魅かれてしまうとき、確実に「癒し」のメカニズムは発動する、その意味で「癒し」は支配の一表現にほかならない。

「癒し」が今や押しつけがましいニセの「幸せ」像や支配のからくりを隠蔽するごまかしの道具に

なっていると感じとられている。〈癒す知〉に期待をかけてきた人たちは「それは真の〈癒す知〉に基づく癒しではない」と論駁《ろんばく》するかもしれない。だが、癒しの隆盛に〈癒す知〉の人気が責任がないとはいえないだろう。

では、そもそも〈癒す知〉はどのような性格をもっており、どのように機能するものなのだろうか。どのような人々に、どのような動機で〈癒す知〉が求められるのだろうか。それが「誤用」されて、抑圧的に機能しているとして、それはどこでどのように誤用されているのだろうか。あるいはそもそも〈癒す知〉はそのような両義性をはらんだものなのではなかろうか。

本書は〈癒す知〉の価値や政治的機能に関わるこれらの問いに直接答えようとするものではない。このような問いに答えようとする学問的な試みは近年、活発になってきている（たとえば、日本社会臨床学会編『カウンセリング・幻想と現実』上・下、現代書館、二〇〇〇年）。これに対して、本書が試みるのは、〈癒す知〉の系譜に探りを入れ、その歴史的な発展過程を明らかにしようとすることである。そのような歴史的な探求を通して、〈癒す知〉の価値や政治的機能をめぐる問いに深いレベルから近づいていくための知的資源を蓄えていくことを目指している。

2 近代科学と代替知運動

〈癒す知〉のモデル

〈癒す知〉の歴史的な系譜の探求に入る前に、まず〈癒す知〉という語で何を指すのか大まかに示しておく必要があるだろう。〈癒す知〉はからだ（身体）や心に関わる知、また、からだや心に関わるものとしての自然と社会についての知である。からだや心が痛みや苦しみから解き放たれ、より健やかで本来の豊かな可能性を発揮できる状態へと恢復《かいふく》するための知である。だが、それは正統的な近代科学では実現できなかったものを目指す。学校で教えられ、病院で実行に移される近代医学や生物学、生理学、あるいは農学などの主要な「近代知」の体系の中にある知とは異なるものとして認識されている。つまり、〈癒す知〉は何ほどか「近代知」に対する「代替知」(alternative knowledge) としての自覚をもっている。一九七〇年代以降、〈癒す知〉が輝かしい可能性をもつものとして注目されるようになったのは、近代的な知や制度に対する不満や限界の意識が広まったことと深い関わりがある。

近代科学は主観と客観、知る精神と対象世界を分離し、知による対象世界の支配を範とした。また、全体から切り離された部分についての確実な知の蓄積こそが科学の発展とされ、全体のまとまりや部分相互の連関が軽んじられることとなった。このような近代科学の知によって見落とされる世界の様相を明るみに出そうとするのが〈癒す知〉である。そのような知は諸宗教、とりわけ神秘主義的な伝統の思想や実践の中に、また未開文化や民俗文化の神話や象徴や儀礼の中で育まれ、保存されてきた。だから、〈癒す知〉は宗教から多くを学ぼうとする。

ただし、〈癒す知〉が期待をかける宗教は、科学の知を否定して信ずることを求めるような宗教ではなく、霊性と知性の融合を求めるような姿勢こそ望ましいものとされる。それは自然の中に霊的な価値を見出さない超越性重視の宗教に対して、自然の中に霊的なものの働きを見出そうとする内在性重視の宗教性の伝統に連なるものである。近代の知識人はどちらかというと超越性重視の宗教を尊ぶ傾向が強かった。信と知を対置するタイプの宗教性であり、それは伝統的な宗教の知的管理者であった聖職者層の関心を反映するものである。とすると近代の科学も伝統的な宗教も、そのままでは現代の状況にそぐわないものになっている――〈癒す知〉の系譜はこのように考える。科学と宗教の対立を超えて、科学と宗教の新たな統一を目指すのが〈癒す知〉の重要な特徴の一つである。

コミューンと身体

一九七〇年代の〈癒す知〉の興隆は、まずはアメリカを初めとする世界的な対抗文化の盛り上がりとして脚光を浴びた。この時期、効率を追求して競い合い、手段の合理性にしのぎを削る近代の支配的な文化に対するオルタナティブとして、内外のさまざまな文化資源がにわかに希望の的となり始めた。『気流のなる音』は北米の先住民の霊性に注目するとともに、山岸会《やまぎしかい》や紫陽花邑《あじさいむら》などの日本のコミューン運動についても多くを語っていた。山岸会は山岸巳代蔵《みよぞう》（一九〇一―六一）が養鶏法と無所有の共同体の構成を結びつけて始めた運動であり、紫陽花邑は矢追日聖《やおいにっしょう》（一九一一年生まれ）が農業と宗教的社会福祉を結びつけて障害者らとともに築いた共同体の運動である。

これらは社会構想と自然観に関わるもので、宗教であるとともに、あるいは宗教というよりも「感覚」や「思想」の世界に、すなわち「道」につながるような「知」の伝統に属するものと考えられた。マルクス主義や社会主義は人間の共同生活や社会の仕組みをよりよきものにしていく知と考えられたが、日本の文化土壌から生まれた「解放」の試みの中に、もっと深い〈癒す知〉があると考えられたのだ。

……労働がそれ自体よろこびとして、マルクスが書いているように、人間生命の発現としてありうるとすれば、そこでは必ず、人間と人間との関係のみでなく、人間と自然との関係が根本から変わらねばならないだろう。あるいは人間の存在感覚のようなものが、市民社会の人間とは異った次元を獲得しなければならないだろう。／われわれの社会構想がラディカルであろうとすれば、それは社会のシステムの構想のみで完結することはできない。コミューン論は、人間と人間との関係のあり方を問うばかりでなく、自然論、宇宙論、存在論をその中に包括しなければならない。

（真木一一九八六、一八ページ）

心の変革を土台とするコミューンよりももっと豊かな可能性があると感じられたのは、からだ（身体）に関わる知や技法だった。それを通して新たな宇宙論や存在論への関心もよびさまされる。

近年の日本で「気《き》」や「気功《きこう》」への関心がよびさまされたのは一九七〇年代、その関心が急速に一般に広まったのは、一九八〇年代のことである。もちろん中国の「気の思想」は長い長い歴史をもっている。気の概念を基礎とした漢方医学も日本の文化に深く浸透している。人体における気の動きを察知し利用する際の手がかりとなる経絡やツボについての知識は、日本の国民になじみの深いものである。しかし、この気の観念が宇宙論的、存在論的な意義をもつものとして、再び魅惑的な思想として浮上してきたのは一九七〇年代のことである。

もっともこれは日本だけのことではない。すでに中国において、気への強い関心がよびさまされていた。現代中国で「気功」の語が用いられるようになったのは一九五三年以来のことであるが、気功への注目は七〇年代に急速に高まっていったという（湯浅一一九九一）。やがて気の科学的研究を目指す日本人体科学会が一九九一年に設立されるが、これはすでに活発に活動していた中国人体科学会に倣おうとするものだった。

野口整体

だが、七〇年代の日本で気の思想への注目が高まっていく際、中国経由の気功とは異なる源泉が重要な役割を果たした。それは戦前から続いている「野口整体」とよばれる〈癒す知〉の運動だった。当時、野口整体に注目した学者や知識人は少なくなかった。山岸会の山岸巳代蔵やカルロス・カスタネーダの描くドン・ファンと並んで、野口整体の創始者、野口晴哉《はるちか》も新たなヒーローとして賞賛を浴びていた。

一九七〇年代にコミューン運動に強い共感をもっていた社会学者の今防人《こんさきもり》は、同じ頃、野口整体によるからだの癒しの技法とそれを支える知のあり方に引き込まれていったという。きっかけは耳下腺《じかせん》炎《えん》にかかったことで、高熱に悩み、聴力喪失と三叉《さんさ》神経痛の激痛に苦しみ、西洋医学に失望した末に、家族に勧められ、「整体」のM先生の下へ赴いた。そこではまず、「頭の穴追い」という「操法」をやってくれた。「正座している私の頭に両手を軽く当てて一時間あまり、気を送りながら自然に動かすのである」。それを続けると、一週間ほどで三叉神経痛は治ってしまったという。「整骨」（背骨を整える）とか「喩気《ゆき》」（気を送る）とかで指導者の治療を受けるのだが、それだけでは足りない。「自らが活元《かつげん》運動を行ない、身体に本来内在している勢いを呼び起こさなければならないのである」（今—

一九八七、六ページ)。

「活元運動」とはからだの自然のリズムを取り戻し、本来の生命力が発現する「整体」に近づくために行うものである(一七ページ図)。具体的に言うと、からだに蓄積された歪みをからだ自身が自己調整するための不随意運動を意図的に生起させることである。初心者には活元運動を誘導するための所作が教えられる。背骨を調整するような動作と、「邪気を吐く」深い呼吸とを組み合わせるという簡単な所作の後、「ポカーン」としていると、からだじゅうが勝手に自己調整の動きを始めるというものである(野口一九七六)。

人によってさまざまな動き方をするが、部外者としてこれを見ていると、たいへん奇怪な動きと見える。人が「悪鬼か邪霊かに取《と》り憑《つ》かれた」ような光景と見えないこともない。これを野口は「錐体《すいたい》外路《がいろ》系運動の訓練」とする。要するに意識によって統御することができない筋肉や神経の自律的な動きを活性化させ、身体の自己調整機能に任せようとするのだ。現代的な文明生活の中で、身体は抑圧され、歪められ、本来の自由で自然な働きを妨げられてしまっている。人体の内部、人体と外界をつなぐ気の流れが「つかえて」しまうのだ。活元運動が起こることで、「自分の裡《うち》なる力」に目覚め、それを自分のものにすることができるようになるという。

活元運動の図

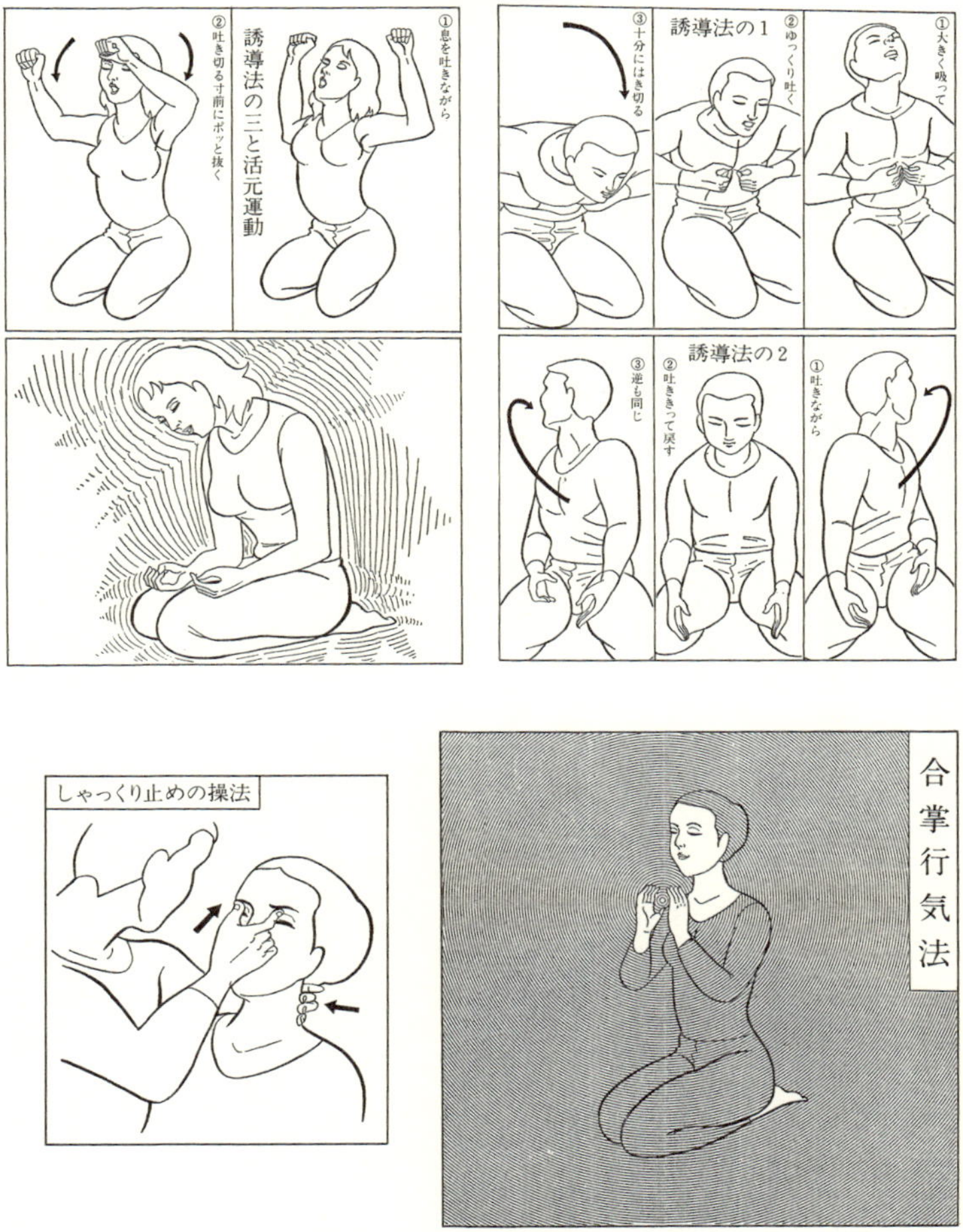

※　岡島治夫『自然健康道入門』(田畑書店　1977年)より.

全生の思想

野口は病気を外部から侵入してくる異物とは見ない。たとえば風邪《かぜ》は防ぐべきものではない。そのような反応を引き起こすような歪《ゆが》みがからだの中にあって、それを元へもどそうとする働きが風邪として現れている。病気はからだの自己調整作用なのであり、どう押しとどめるかではなく、どう「経過する」かが問題だ。身体の働きである病気と闘うという考え方がそもそも不適切だという。ここには野口一流の身体理論があり、生命や健康についての知的理解がある(前川―一九九六、永沢―二〇〇一)。

野口の理論の全体はまことに複雑な知的体系をなしており、「活元運動」の理論などはそのごく一部にすぎない。そしてその核心には宗教的といってよい思想がある。早い時期の野口はそれを「全生」の語で代表させていた。一九三三年に野口は「全生の会」を発足させるが、そこでは道場に次のような「全生の詞」が掲げられていた。

我あり、我は宇宙の中心なり。我にいのち宿る。
いのちは無始より来りて無終に至る、
我を通じて無限に拡がり、我を貫いて無窮に繋がる。
いのちは絶対無限なれば、我も亦《また》無限なり。
我動けば宇宙動き、宇宙動けば我亦動く。

我と宇宙は渾一不二《こんいつふに》。一体にして一心なり。
円融無礙《えんゆうむげ》にして已《す》でに生死を離る。況《いわ》んや老病をや。
我今、いのちを得て悠久無限の心境に安住す。
行住坐臥《ぎょうじゅうざが》、狂うことなく冒さるることなし。
この心、金剛不壊にして永遠に破るゝことなし。
ウーム、大丈夫。

一九七〇年代、野口整体とその思想に共鳴し、社会変革の運動から〈癒す知〉の運動へと転身した人物の一人に岡島治夫がいる。早稲田大学と桐朋《とうほう》短大で演劇運動をしていた岡島だが、次第に社会変革の言葉を振り回す前に、自己自身の身体や生活のレベルでの自由や自立こそまず獲得すべきものだと感じるようになる。ヨガや整体によってそのような道を始めた岡島は、東京の住宅地で自ら「岡島自然健康道場」を始める（岡島―一九七七）。この岡島と協力しながら「東洋体育道」を提唱したのが津村喬《たかし》である。津村は八〇年代後半以降、「関西気功協会」のリーダーとして多くの気功指導書を刊行し、日本の気功ブームの重要な担い手の一人となる（前川―一九九八）。

3　近代的な制度や知の問題性

近代の健康観

〈癒す知〉へと人々の関心が向かうのは、病気や健康についての正統的な知や思想や制度に不満を感じたり、もの足りない思いを抱くからである。〈癒す知〉が唱えられ、追求される以前に、近代の健康観が、あるいは医療や衛生や栄養の知と制度が対抗すべき相手として意識されていると見てよいだろう。では、近代の医療や健康観とはどのようなものであり、人々はそのどこに不満を抱いたのだろうか。この問題は複雑であり、正確に答えようとすれば多くの調査研究を必要とするが、ここではごくおおよその見当をつけておきたい。〈癒す知〉の運動を何やらあやしげな疑似科学や迷信まがいの運動として見過ごしてしまわないためには、正統的な知の限界の認識やそれへの不満のありかをあらかたなりとも見定めておく必要があるからである。

鹿野《かの》政直《まさなお》は『健康観にみる近代』で明治維新以後、現代に至るまでの健康観の変化をたどっている（鹿野－一九九七）。それによると、近代日本の健康観は六つの時期を経て変化してきており、それぞれの時期の健康観は、以下に示すようなキイワードによって要約できるという。

i　明治維新〜一九〇〇年頃――健康

ii　一九〇〇年頃〜一九三〇年代――体質

iii　一九三〇年代〜一九四五年――体力

iv　一九四五年代〜一九六〇年代――肉体

v　一九七〇年代〜一九八〇年代――体調

vi　一九九〇年代以降――生命

それまでの「養生」にかわる観念として「健康」を導入したのは、明治初期に西洋近代思想の取り入れに貢献した、いわゆる啓蒙《けいもう》思想家たちである。中でも西周《にしあまね》が体系的に論じたとされるが、そこでの論議は三点に整理できるという。第一は欲望を抑えるという徳目がはずされ、欲望の追求が自然なものとして肯定されるようになったこと。第二は知識や富と同様、健康が高い価値のあるものとされ、それを軽んじることが強く戒められたこと。そして第三に私利としての健康の追求が公益に連なるとの主張である。ここでは健康の観念が、精神的な価値と切り離された身体的な価値として提示されたこと、また個人の利益という個人主義的な観念に対応する局面をもつとともに、公益の重視という点で国家主義的な観念にも適合できるようなものとして導入されたことに注意しておこう。

鹿野の分析によると、ii、iiiの時期、すなわち、「体質」や「体力」が重視される時期は、個人主義と国家主義のバランスという点では、健康観が国家主義の方へと大きく傾いた時期ということになる。西洋諸国と張り合い、戦争に勝利しうるような国力が求められ、その基礎として国民の健康が考えられるようになる。他方、iv、vの時期、すなわち「肉体」や「体調」の語が頻用された時期は、健康が精神的な価値をはぎとられ、物質的生理的な身体の欲求や状態として把握されるようになった時期である。viの時期、すなわち「生命」の語による健康観は、一方で生命科学の進展に脅かされつつ、他方エコロジー的な考え方が広まってきたことに対応する健康観の表現と理解されている。

鹿野は明示的に論じてはいないが、iの時期に伝統的な「養生」から「健康」へと考え方がかわることによって、いくつかの分割が導入されたと言えるだろう。一つには、道徳的精神的な領域と身体的な領域の分割であり、もう一つは、私的な価値と国家的な価値の分割である。(イ)精神的な領域から切り離された身体という観念と、(ロ)私的な利益としての健康という観念の成立とその国家的な価値への回収というところに近代の健康観の特徴があるということになろう。このうち前者の分割が、近代医療に対する不満とどのように連関しているかという点について、鹿野の論述は踏み込んでいない。

医療化と文化の貧困

近代の科学的医療に対するもっとも激しい、そしてかなりの程度、的確な告発は、現代の社会批評家、イヴァン・イリッチによるものだろう（イリッチ一九七九・一九九八）。イリッチは現代医療が現代人の健康を損ない、人間生活の質を低めているとして、どこに問題があるかを逐一論じていく。近代的な科学的医療の弊害は、「臨床的医原病」「社会的医原病」「文化的医原病」の三つのレベルの「医原病」（iatrogenesis）に分けて論じられている。

「臨床的医原病」というのは、近代医療が必ずしも疾病《しっぺい》の克服に成功したわけではなく、かえって新たに病気を作り出したり、患者に危害を及ぼしたりもしてきたということである。特定の効果をもつ治療を試みると、付随してさまざまな副次的効果が生じる。ところが現代医療は、しばしば悪しき副次的効果に目をつぶってきた。薬害はその代表的なものだし、医療過誤も無視できない。しかし、イリッチの強調点はこの「臨床的医原病」にはなく、他の二つのレベルの「医原病」にある。

「社会的医原病」というのは、専門家である医師が人々の生活を支配する多大な権限をもち、人々は医師に依存して自律性を奪われてしまうということを指している。このように医療の管轄領域が拡大し、人々が医療衛生関係の専門家に囲い込まれてしまう現象をイリッチは「医療化」（medicalization）とよんでいる。医療は人に病気や障害のレッテルをはり、老人や子供を環境や交わりから切り離す。そして強大な権威を与えられ、人々を額《ぬか》ずかせ諦《あきら》めさせて、病気に安住させてしまうことさえある。さらに現代医療は人の死を自己の支配下に置こうとする。医療は専門家の権力を強化することで、一人一人が生きる力を奪ってしまうのだという。

「文化的医原病」というのは、医療が人間の受苦する能力を奪ってしまうということである。人間は避けがたく癒しがたい痛みを生き、老衰や死を受け入れる存在である。生きるということの中には、苦しみを覚悟し、その意味を問い、ただ生き延びるのではなく、生死を賭けて何かに挑み、死に面してそれを受け入れる（受け入れない）といったことが含まれている。すべての伝統文化は、痛みに耐え、死の影に向き合うすべを与えてきた。癒すことの中には、苦しみつつも慰めを見出し、大いなる安らぎを経験することが含まれていた。ところが医療化は人々の自律性を奪うだけでなく、痛みに意味を見出し、死に対処しながら慰めを見出す文化の働きを奪ってしまう、こうイリッチは論じる。

イリッチの近代医療批判はラディカルなものであり、近代医療への評価が低すぎると論じることはもちろん可能である。だが、〈癒す知〉に人々の目を向けさせる理由のいくらかは、確かにイリッチがいうような近代医療の欠陥に求めることができるだろう。そしてこのような医療批判は単に医療についてだけあてはまるものではなく、近代の科学技術や科学に基づく専門家制度に広く適用できるものである。専門家と非専門家との対比の中でとらえると、〈癒す知〉の系譜は少し理解しやすくなる。

アメリカの代替医療

ここで視野を世界へと広げ、とくに欧米での〈癒す知〉の発生がどのようにとらえられてきたかを見ておこう。アンドルー・ワイルやキャサリン・アルバニーズやロバート・フラーなどは主にアメリカ合衆国を念頭に置き、私たちが現在、その恩恵を受けている近代科学に基づく正統医療が権威を確立していく過程で、それへの不満からさまざまな代替医療（alternative medicine）が展開し、多くの住民の支持を得て、現在に至っていると論じている（ワイル一一九八四、Albanese－1990、フラー、ロバート・C－一九九二）。

アメリカで合理主義的な医学が権威あるものとして確立してくるのは一九世紀の前半のことである。この時期に物質的な原因により症状が生じるという診断、それを化学的医薬によって押さえたり、外科的に除去したりする処方が標準化していく。また、医師会への所属が求められ、医学校が広まり始める。しかし、権威を確立しつつあったにもかかわらず、初期の正統医療は大した成功を収めなかった。病因の特定や有効な治療法の提示がうまくできなかったのである。にもかかわらず、医師の観察と処方の力を強く信じ、患者の自然治癒力を軽んじた。

このような傾向に不信をもつ人々が、正統医学とは異なる医療システムを掲げて登場する。アメリカ合衆国では一八三〇年代に、トムソン主義、ホメオパシー、グラハム主義、ハイドロパシーなどの代替医療が目立つものになっていた。たとえばアメリカ人のサミュエル・トムソン（一七六九－一八四三）が創始したトムソン主義は、冷えることを病気の主な原因とし、熱を再び上げ、からだにゆきわたらせるようにするために、さまざまな薬草を用いたり、蒸し風呂を使ったりして治療を目指した。一方、ドイツ人のサミュエル・ハーネマン（一七五五－一八四三）が創始したホメオパシー（同毒療法）は、病毒に通じると思われる物質を大幅に稀釈《きしやく》して服させる。稀釈剤による作用について、ハーネマンは宗教的、自然哲学的な含意をもつ理論を構築していった。

これらの療法に人々がひきつけられていく理由を、ワイルやフラーはいくつもあげている。トムソン主義を含めて代替医療には、ある種の自然哲学が含まれており、宗教的な考え方に通じるものがある。全体としての健康について何らかの哲学的観点を含んでおり、患者が納得できる（納得しない）包括的な説明がある。他方、正統医療は個々の症状に狭く関心を集め、それに対して戦うという姿勢で向き合う。物質的に特定できる原因以外の要因を無視、または軽視する。さらに医師の世話になることによって、ますます患者を依存させてしまう。

これに対して代替医療は患者自身が医療を担うことを説くことが多かった。たとえば、トムソン主義の運動は「万人がみずからの医者となること」を目標に掲げていた。もちろん代替医療にもたくさんの錯誤が含まれており、その効果が証明できないものであることが多い。にもかかわらず、そのような療法が市民、民衆の強い支持を得たのは、近代科学に基づく正統医療に満足できない点が少なくなかったからであろう。また、こうした動向の背後には、あまりからだに関心をもたない正統的なキリスト教に対して、自然の中に霊的なものの働きを見出そうとする感性も潜んでいたに違いない。ワイルやアルバニーズやフラーはこのように論じている。

近代日本の民間学

近代の正統的な学知が支配権を強めていくとき、それに不満をもちそれに対抗しながら、民間から独自の知の構築がなされるという事態を「民間学」という語でとらえようとする試みがある。鹿野政直の『近代日本の民間学』(一九八三)によって提示され、鹿野政直、鶴見俊輔《つるみしゅんすけ》、中山茂らの『民間学事典』(一九九七)などで発展させられたものである。これは医療・健康や〈癒し〉に関する知を扱ったものではなく、むしろ社会・歴史事象についての学知を問うことから始まった試みだが、〈癒す知〉や近代知に対する代替知について考える上で参考になることが多い。

当初の鹿野の考えは、「官学」に対して「民間学」を対置しようとするものだった。近代日本では学問が国家主導の国家のための科学、すなわち「アカデミズム」「国営科学」という性格を色濃く帯びることになり、それまでの実学的な傾向が強い伝統的な学の蓄積と断絶したものとなり、人々の生活の実際からの遊離の度合が甚だしかった。そこに反発や軋轢《あつれき》が生じたのは当然であり、漢方医学から西洋医学への転換はそのよい例だという。このような移植的官学に対抗してすでに一八八〇年代から民間学の芽となるような試みがなされるようになり、一九一〇年頃から民間学の多様な花が開くことになる。そしてその後、さらに一九二〇年代に第二の開花期が来るという。では、具体的に民間学とは何か。

その場合、わたくしは、柳田国男《やなぎたくにお》の民俗学をはじめ、伊波普猷《いはふゆう》の沖縄学、折口信夫《おりくちしのぶ》の古代学、牧口常三郎《まきぐちつねさぶろう》の人生地理学、金田一京助《きんだいちきょうすけ》のアイヌ学、津田左右吉《そうきち》の歴史学、南方熊楠《みなかたくまぐす》の生物学、柳宗悦《やなぎむねよし》における「美」の転回、喜田貞吉《きださだきち》の被差別部落研究、土田杏村《きょうそん》の哲学、今和次郎《こんわじろう》の考現学、権田保之助《ごんだやすのすけ》の民衆娯楽研究、小野武夫の農村学、高群逸枝《たかむれいつえ》の女性史学、山本宣治《せんじ》の性科学、小倉金之助の数学、田村榮太郎《えいたろう》の一揆や博徒《ばくと》研究、森本六爾《ろくじ》の考古学等々と、それにつらなる人びとの学問を念頭においている。(鹿野―一九八三、七ページ)

これら民間学が対象とした領域は、「生活」「慣習」「平民」「信仰」「方言」「沖縄」「アイヌ」「自然」などで(同前、四九ページ)、それらは「富国強兵学」に対置され、そこからはみ出る領域を形づくるようになるという。

この段階の鹿野の構想では、近代科学そのものは主にポジティブな特徴をもつものだが、日本の近代は市民・民衆の主体性を伴わない国家主導、官主導のものであったために歪《ゆが》んだものとなってしまったのであり、民間学はそれを是正するような作用をもつものと考えられていた。この「民間学」の概念の難点の一つは、アカデミックな世界の中に「官」に対する「野」の要素が入ってくることをどのようにとらえるのか明確でないことだった。吉野作造《さくぞう》のように民間人としての活動の後に、東大の教授になったような人物の学は「官学」なのか「民間学」なのか定めにくい。「国家」対「民衆」という対立図式がどれほど学知の展開の実態に対応しているのか、疑わしいところがある。他の難点は、「民間学」が基本的に、人々の自由に与《くみ》するはずのポジティブな価値をもつものと想定されていることである。

民間学としての〈癒す知〉

一四年後に結実した『民間学事典』の「刊行のことば」では、「民間学」をもっと広く融通無碍《ゆうずうむげ》にとらえているようだ。「明治にあった思いこみは、海外にすぐれた学問の体系があって、それを早く学習し応用するということだった。明治以前の学問とのつながりは、かくしてそこで断ちきられた」(鹿野・鶴見・中山、一九九七、事項編・人名編とも、iページ)。ここまでは一九八三年段階の鹿野の論調と一定している。しかし、それに続く次の箇所はもっと広く、近代社会・近代科学の専門家中心主義や専門家養成のための教育のあり方を問題にしており、むしろ日本に限らず、世界の近代のあり方を問うている。

その切断は、前時代との切断だけでなく、学問をになう個人の過去・未来にもおよぶ。人は生まれてくるやいなや問題に投げこまれ、問題を背負わされ、問題を探りあてようとし、問題と取り組む。学校はそういう自分の問題をかっこにいれる。人はやがて死ぬ。自分に近づく死をもかっこにいれる、自分の生と死、そのなかに含まれる問題をうけとめ、生涯それぞれの時期に形を変えてそれと取りくんでゆく仕事を、学校は学問の外におくようにしむける。

学校制度は、問題をつくる力を教師のみに与えて生徒からはぎとる。学校を終えてからどれだけの人が自分の問題にもどってくることができるか。学校にいる期間が長くなればなるほど、そしてその後その人が学問を職業にする場合にはさらにむずかしくなる。専門家による学問がそうして成り立つ。

私たちが生きていること、やがて死を迎えるなかに自分の問題を探しあてることを学問のひとつの道と認めるならば、そこに育つ学は民間学である。（中略）

自分の生活を自分の問題の母体としてとらえ、問題を探りあて、それと取り組むことを学問（そのひとつの形）としてとらえるならば、これまでの学問の歴史では顧みられなかった女性の役割を民間学は重くみることになる。（同前、i－iiページ）

ここでも「民間学」の概念は、なお理想主義的すぎるように私は感じてしまう。逆に専門家の学がもっぱら負の性格を与えられてしまっているのではないかという疑いも兆《きざ》す。

とはいえ、『民間学事典』が輪郭づけようとしている「民間学」はここで私が問おうとしている〈癒す知〉の系譜と重なり合うところが大きい。事実、私もこの事典の編集に部分的に加わり、この本で取り上げる〈癒す知〉の運動やリーダーたちの項目の設定と執筆に協力し、学ぶところが多かった。民間学は当初は官学に対する対抗的企てとして論じられたが、その後の洗練の過程で、むしろイリッチが指摘しているような専門家支配や、それによる文化的貧困化に対する対抗的企てとする方向に展開してきた気配がある。

本書が扱う〈癒す知〉の系譜は、この『民間学事典』が採用している広い意味での「民間学」に属するものである。科学的には証明されなかったり、医師の目から見れば明らかに間違いであるような癒しの知や技法を、人々は尊んできた。いかがわしい代替医療、「迷信」かと疑われる民間療法によって寿命を縮めた人はたくさんいるかもしれない。だが、そのことはそれらの「いかがわしい」知や技法が、文化の歴史の中で無視してよいものであることを意味しない。「民間学」を科学と同様の基準でとらえ、実際的妥当性有効性をその価値の基準とするのでは足りない。正統的専門家の知と同じ土俵でとらえてもその価値は十分に明らかにはならない。それらはむしろ正統文化、主流文化に何が欠けているか、そこでは何がゆがんでいるのかを照らし出す異種の光源のようなものとして見た方がよいこともある。

4　近代科学の浸透と〈癒す知〉の興隆

〈癒す知〉の群像

日本における〈癒す知〉の興隆は、アメリカ合衆国より半世紀以上、遅れているようだ。一九世紀の末には、まだアメリカの代替医療運動にあたるような有力な医療運動はほとんど現れていない。ところがすでに一九一〇年頃には、岡田虎次郎（一八七二―一九二〇）の岡田式静坐法、藤田霊斎《れいさい》（一八六八―一九五七）による藤田式息心《そくしん》調和法、二木謙三《ふたきけんぞう》（一八七三―一九六六）の腹式呼吸法、石塚左玄《さげん》（一八五一―一九〇九）による食養養生法などが世に知られるようになっていた（田邊―一九九七―九八、同―一九九九）。

しかし、岡田式静坐法や藤田式息心調和法の場合には、「精神修養」の方法や精神性と結びついた健康法として注目を集めたとしても、科学的な、あるいは科学に対抗する知としてはそれほど強い主張をもったものではなかった。その意味では、まだ近代科学の知に対する代替知としての〈癒す知〉という性格は十分に整ってはいなかったと言ってよいだろう。石塚左玄は医学関係の著書もある人物だが、その「食」の健康論がどのように科学と結びついていたのかについては、後にじっくり検討したい。

だが、その後の〈癒す知〉の興隆は急速で、華々しいものがあった。先に示したように、野口晴哉《はるちか》の整体（野口整体）は一九七〇年代以降、近代日本の〈癒す知〉の有力なモデルとして尊ばれてきた。だが〈癒す知〉を生み出し、近代科学に欠けた知を提示し、近代科学とは異なる知的体系を築いたと信じられた人は、野口が登場した一九二〇年代、すでに他にたくさんあった。野口の名が広く知れ渡るようになる二〇年代末、『通俗医学』誌の記事は、当時、「心霊治療」や「健康法」を説く者が三万人いたと述べている。同じ一九二八年、霊界廓清同志会なる機関の編集とされる、『破邪顕正《はじやけんしよう》　霊術と霊術家』という書物も同じ数字を示していた（田邊—一九八九、九〇）。一九一〇年代、二〇年代は〈癒す知〉の説法家、パフォーマーを大量に生み出していったようである。

野口の「活元運動」も、一九二〇年代にさまざまに行われていた「霊動」による治療と関わりがあるようだ。「霊動」というとふつうは憑霊《ひようれい》などの他の意志的存在の働きにより、無意識のうちにからだが動き出すことを指す。しかし、一九一〇年代以降、癒しの運動家たちの間で、これをより合理的に説明し、自らの〈癒す知〉の中にその重要な構成要素として組み込もうとする傾向が目立つようになってくる。そのような癒しの理論家の代表的な人物で、野口自身も大きな影響を受けたのが松本道別《ちわき》（一八七二?—一九四二）である。近代日本の癒しの歴史の上で松本道別が果たした役割の大きさは、保健学、健康教育学を専攻する田邊信太郎によって鮮明に描きだされている（田邊—一九八九、九〇）。

松本道別の「人体放射能」

『霊学講座』（全四巻、一九二七—二八）と松本道別について関連資料を詳細に調べた田邊によると、松本は国学の素養があり、若い頃は社会運動に加わったりして行動的だったが、霊的なものにはあまり関心がなかったようだ。政府批判の運動でしばらく入獄してから健康法の運動を始めるようになった彼は、一九一七年、ヨーロッパで人体の内臓にラジウム作用があるという学説が出たときいてインスピレーションが働き、以後「人体ラヂウム」の説に基づく癒しの道を突き進むようになる。田邊は次のようにまとめている。「松本道別は、生命の原動力、精神の作用、自然療能力を人体放射能と呼び、プラーナ、気、動物磁気、霊子等の異称の〝実体〟であるとした」（田邊一九八九、九六ページ）。

生命の不思議な働きをする特別の実体があるとして、松本はそれを最初は「人体ラヂウム」とよび、後に「人体放射能」と改めたのである。この人体放射能は、気のようにからだの働きをつかさどるものであるとともに、心の働きにも深く関わる。人間の「自我」あるいは「霊」の「本拠」には大脳、延髄《えんずい》脊髄《せきずい》、交感神経幹部、心臓の四ヵ所があり、それらを通してからだと直結している。本拠の方を見れば心であるが、その働きを見ればからだを流れる気、すなわち「人体放射能」となるととらえる。野口整体の「愉気《ゆき》」と同じ内容をもつ「輸気」の語も松本の著作に見られるようである。

この「人体放射能」を統御し、流露させることによって健康が得られるのだが、そのための方法として呼吸法や「霊動」がある。「霊動」とは個々人の「生活機能の原動力」たる「人体放射能」が発動して自己調律を行うことであり、「血液の循環を好くし全身細胞の活力を盛んにするなどは勿論であるが、第一は精神中枢たる脳髄脊髄及び之に附属する各神経系の機能を刺戟し興奮せしめて活躍せしめることに於て最大の効果がある」と松本は論じている（同前、一一二ページ）。松本の著書がもつ

表1 『霊学講座』の内容構成

冊　　名	内　　容
修　養　篇	呼吸法、霊動法、観念法、気合法、観想法、精神集注法、鎮魂法、修養者注意事項
伝　想　篇	伝想法とはなんぞや、伝想法と読心術、ジョン氏の読心術、所謂読筋術、伝想法の原理、伝想法の練習、伝想法の効果
催　眠　篇	改革と原理、日本の催眠術史、施術の方法、催眠中の実験、覚醒の方法、矯癖と治病、教育応用、自己催眠法、遠距離催眠法、動物催眠法
学　理　篇	人体放射能発見の動機及び研究の経路、物理門（放射能概読、ラヂウム、ラヂウム放射能と人体放射能）、生理門（呼吸と人体放射能、神経系統）
治　療　篇	病理論、人体放射能の癒能力、自己治療法、治療秘訣、遠隔治療法
帰神交霊篇	催眠術と帰神交霊法（憑霊の実在）、霊魂の実在、霊魂の転生、霊魂の分析、幽霊の実在、心霊写真、帰神交霊法、和魂荒魂考
観念応用実験篇	刺針法の原理と方法、熱鉄熱湯法の原理と方法、諸種実験法の原理と方法

※（田邊・1990）による。

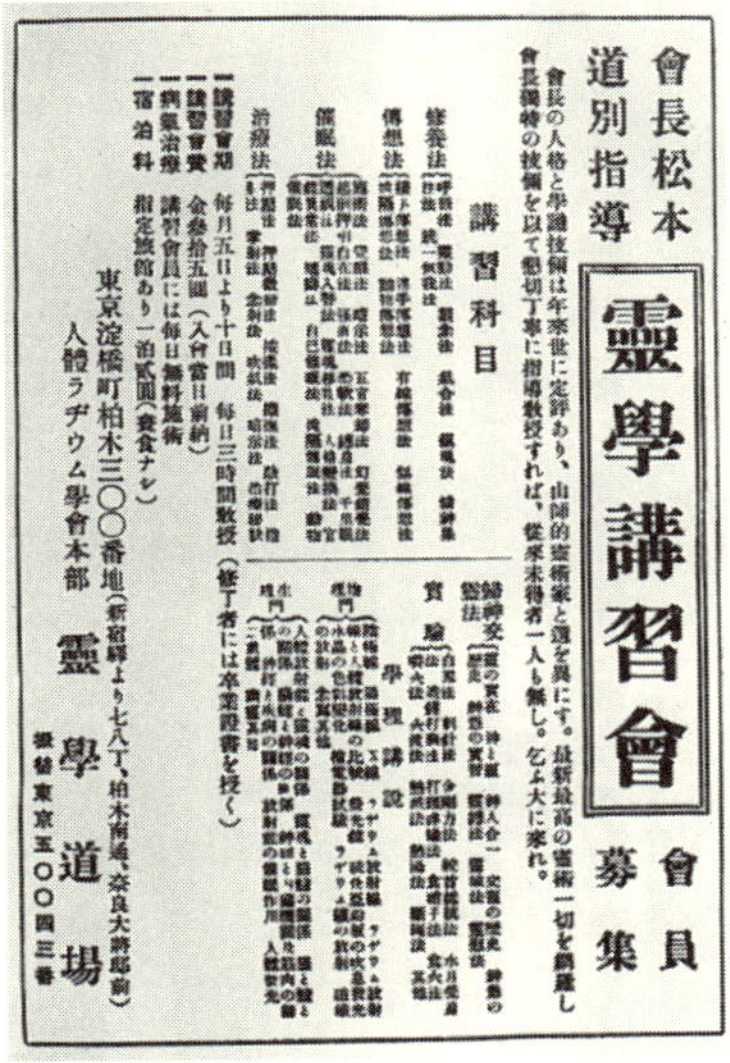

松本道別『霊学講習会』募集要項

体系的な包括性を示すために、田邊による『霊学講座』の内容要約を載せておこう（表1）。

松本の霊動理論は「気」に大きな地位を与えるものであり、霊動の合理的解釈と結びつく。松本はもともと「唯物論《ゆいぶつ》」者だったというが、「人体ラヂウム」＝「気」を重視する考え方は現代の常識では「宗教」的かもしれないが、個別の霊がそれぞれの意志的な作用を及ぼすというような考え方に比べれば、確かに「唯物論」に近い。野口が一九七〇年代当時の若者に受け入れられやすかったのは、それが「唯物論」に近い理論構成をもっていたことと関わりがあるだろう。松本は最晩年には、憑霊や祟りは個別の霊の働きによる場合があると考えるようになり、「帰神交霊法」をも用いていたというが、野口は「気」の形而上学をもっていたとしても、「気」を準物質的なものと解するなら、松本よりもさらに「唯物論的」であったかもしれない。

「霊動」にあたるものについて独自の〈癒す知〉を説いたのは、しかし、松本道別や野口晴哉だけではない。五十嵐光龍は『自働療法』（一九二〇）で「全身に潜在する自己保存の力」の活用について説き、石井常造は『生気自強療法』（一九二五）で、「生気自己運動」により神経を訓練して全身の血行を活発化させ、いわゆる「霊道」以上の複雑な効果を上がることができると説いた。また、岩田美妙は『岩田式本能法教科書』（一九三〇）において、「本能法」とは「患者自身が自己の聖本能を表わして、肉体が不随意的に勝手に而も最善最良の方法順序手段を講じて治療するもの」とし、田村霊祥は『霊道療法』（一九三三）で「霊動法」を唱導しているが、それは「自己霊動」「自然運動」「反射運動」ともよぶことができ、「霊能の発現法」であると論じているという。

ここには「霊動」に注目した〈癒す知〉の群像のみを田邊の論述（田邊一九八九、第八章「霊動——自己調律する身体」）に従って紹介したが、他にも田邊は呼吸法を主軸とする太い潮流があることを指摘している（第七章「気と呼吸法」）。本書は「精神療法」（心理療法）の概念の形成史に注目するが、これらの民間療法家は当時、「精神療法家」の一群と理解されていた。だが、また彼らを「霊術家」とするよび方もあった。一九二八年に刊行された『破邪顕正　霊術と霊術家』には、当時の主な「霊術家」三〇〇余名のリストがあげられているというが、野口晴哉はそうした霊術家群の若きスターだったのだ。従来、民間療法とよばれてあまり知的内実のない、あやしげな迷信やニセモノ科学と見られていたものを、「精神療法」家、「霊術家」の群像として、すなわち〈癒す知〉の群像として解きほぐしたのは田邊の大きな功績である（さまざまな民間療法＝〈癒す知〉については、田中聡の『健康法と癒しの社会史』も参考になる）。

霊術家の系譜

今あげた「霊動」論者らに先んじて、「霊動」に焦点を当てて〈癒す知〉を説き、もっと宗教や呪術の方向に向かったのは太霊道《たいれいどう》の田中守平（一八八四―一九二八）である。田邊の『病いと社会』はこの田中守平についても詳しく紹介しているが、やや異なる方面から田中に注目した書物に、井村宏次の『霊術家の饗宴』がある。ここまで〈癒す知〉として述べてきた思想や実践の系譜は、近代科学に対するオルタナティブであるとともに、一群の宗教運動・精神運動の潮流として見ることもできる。「霊術」によって人を救い、世を救おうとする人々がおり、彼らは癒しの業によって道をつけようとした。井村は田中守平をそのような野心的な霊術家の一人として位置づけている。

宗教史の文脈からとらえると、この田中守平は「信」に重きを置くのではなく、「術」に重きを置く運動の流れに位置づけられる（西山一九八八）。呪術による癒しは日本の宗教史の中で太い脈流をなしてきた。仏教で言えば、浄土真宗が「信」の宗教の流れを代表するのに対して、密教や修験道は「術」の流れを代表する。西洋の近代でキリスト教が「術」の要素を帯びるカトリックから、「信」に重きを置くプロテスタントへと展開していったように、日本でも近代化の推進期には「術」がいとわれ、「信」の方向へ宗教も向かっていったかに見える。ところが、日露戦争以後の時代と一九七〇年代以降は「術」的な側面の興隆が際だっている。「霊術」が台頭するのはそのような逆方向の流れにそっていると西山は見ている。

井村の見方は明治維新以降、修験道の衰退にかわって、科学の影響を受けながら近代的衣裳をもった霊術のヒーローたちが活躍するというものである。明治中期の浜口熊嶽《ゆうがく》、後期の桑原天然《くわばらてんねん》、そして千里眼《せんりがん》の科学的証明を志して東大教師の地位を追われた福来友吉《ふくらいともきち》。それらの存在に続いて、「霊子術」を掲げ、はでな言説やパフォーマンスをともなって「霊術」を世に売り込むのに成功した存在として、井村は田中守平を描いている。西山の視点も井村の視点もともに「霊術」の潮流のある側面をとらえているが、ここではさらにそれを宗教的な救いを〈癒す知〉と結びつけようとする潮流としてとらえる視点を提示したい。

田中守平が本格的な霊術活動に乗り出すのは、一九一六年に東京麴町に太霊道本院を開院してからだが、その太霊道の「目的」は次の三項目にまとめられていた。

一、太霊道は宗教・科学・道徳を包容超越す
一、太霊道は宇宙の真相を究尽し、人生の本義を闡明《せんめい》す
一、太霊道は万有生命の本源を究明し之を応現す

太霊道の「太霊」とは宇宙の活動と自然の理法の本源となる主体である。個々の生命は「霊子」を実体としており、この霊子を発動させるのが「霊子術」である。「霊理学」に基づき、霊子の「顕動作用」や「潜動作用」を用い、不思議な現象を示しつつ、〈癒す知〉への確信を吹き込もうとするのだった。

大本教《おおもときょう》の出口王仁三郎《でぐちおにさぶろう》（一八七一－一九四八）と並べ称され、宗教家としての側面ももっていた田中守平だが、他方、科学の言説の力を借り、科学に準ずる知の体系として自己を提示しようともしていたのだった。

催眠術と千里眼

このように〈癒す知〉の系譜は、宗教と科学の接点に関わり、宗教と科学を統合したり、両者を超越したりするような何かだという自己理解をもつことが多かった。一九八〇年代に河合隼雄はなにがしかの希望とともに「宗教と科学の接点」について語っていたが、明治期の日本では「宗教と科学の向こう側」への期待はもっと広く、抵抗の少ないものとして受けとめられていた。科学の進歩がきわめて大きな可能性をもったものとして受けとめられ、やがて未知の精神的な原理や作用の究明が行われ、かつて宗教に委ねられていたものが科学の光のもとに照らし出され、唯物的な科学を超える高次の科学が実現されるだろうという期待だった。

このような期待に深く関わって注目を集めたのが催眠術《さいみんじゅつ》や千里眼という現象であり、それらに関わる心理学や心霊科学だった。先に一瞥《いちべつ》した「霊動」が催眠術と何らかの関わりをもつことは見やすいところである。「霊動」現象はまずは催眠術という概念とともに広められたものだった。日本の催眠術の歴史について広く目を配って論述した一柳廣孝は、中村古峡《こきょう》の文章を引き合いに出しながら、「催眠術」の語はすでに明治四、五年（一八七一、七二）には見られるが、催眠術が一般社会に流布したのは、明治二〇年（一八八七）前後であるという（一柳―一九九七、一六ページ）。日本に「変態心理学」（後の異常心理学）というジャンルを導入した中村古峡は、いわば催眠術の全盛期以後に属する人物である。中村古峡らによって『変態心理』が創刊される一九一七年頃までの三〇年ほどが、催眠術という概念の興隆期である。

その頃までの催眠術は、覇権を確立しつつある近代科学がその周辺に抱え込むグレーゾーンの現象として存在していた。神秘的な現象や霊について論ずる科学はまだ成立していないが、それがじきに可能になるかもしれないと感じられていた時期があった。その間の催眠術は、「宗教と科学の向こう側」への夢を誘う希望のコンセプトとして思い描かれていた。ちょうど一九八〇年代から九〇年代前半にかけて、「気功」がそうであったように。しかし、やがて、催眠術が近代科学的医学の管轄下で処理されるべきものとされ、霊について論及することが科学の範囲から排除されるという事態が決定的となる。一柳廣孝はこの変化を、「催眠術」から「霊術」への変容としてとらえている。広い意味での「霊術」は井村が描いているように、明治初期から続いていたが、そこへさらに催眠術に注ぎ込まれていたエネルギーが流入してくるようになるのである。

この変化の転機となる出来事としてよく知られているのが、福来友吉（一八六九―一九五二）による「千里眼」や「念写」の実験（一九一〇―一一）とそれに続く福来の東大退職（一九一三）である（一柳―一九九四、山本―一九八一）。一九〇四年、東京帝国大学文科大学に「催眠の心理学的研究」という題の博士論文を提出した福来は、一九〇六年から東大の「変態心理」の講義を担当し、一九〇八年には助教授に採用されていた。一九一〇年から一一年にかけて、透視能力（「千里眼」）をもつとされた御船千鶴子《みふねちづこ》（近年の小説『リング』〔鈴木光司作〕の登場人物のモデルとなった）、長尾郁子《ながおいくこ》の実験を

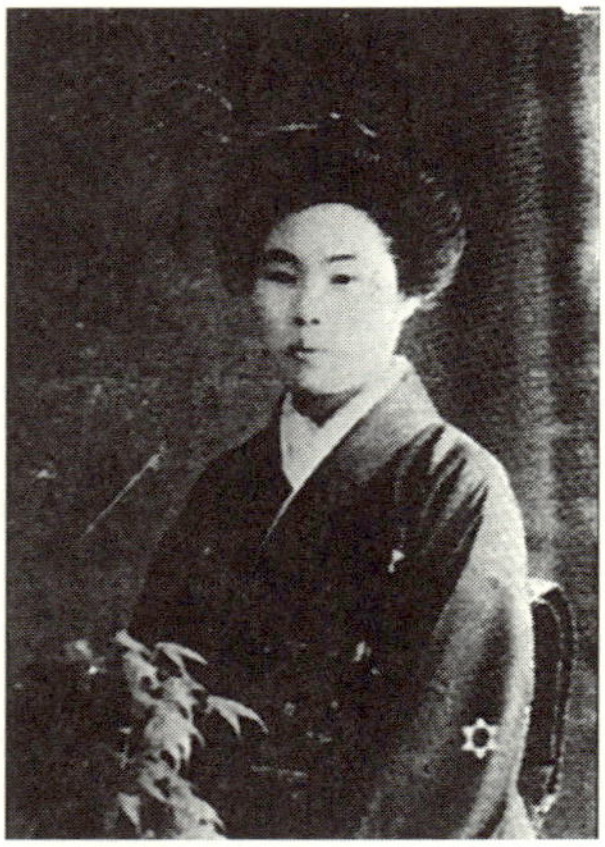

御船千鶴子

行い、新たに「念」を送って写真の乾板に文字の焼き付けを行うという「念写」に成功もする（「念写」は福来が発見し、命名したもので、以後、心霊学上の重要な概念となる）。ところがこれらの実験は東大・京大の学者らから強い反発を受け、福来はマスメディアによる「インチキ」報道によって激しい攻撃を受ける。御船と長尾は心労のため、次々急死する。

福来はあやしげな疑似科学にのめり込み、虚偽に荷担したという負い目をおって、不当な仕打ちと憤りつつ東大退任に至った。その後、福来は一民間人として心霊学研究に取り組み、自ら宗教的な修行の道にも入っていくのである。福来の退任はこの種のグレーゾーンに関わって、近代科学の覇権が確立し、実証主義や合理主義の規範に合致しない学問研究が、からだや心に関わる学問の主領域から排除されていく事態を象徴的に示す出来事だった。やがて刊行される『変態心理』誌（一九一七―二六）は、当初、福来友吉の主張を掲載していたが、やがて否定的見解が有力になり、正統的な知とそうでないものとの区別に貢献するメディアとして重要な役割を果たすようになる。催眠術において「変態」は「神秘」につながるものとして興隆しつつある科学の視界の内に立ち現れていたが、一九一〇年代を経るうちに、福来という人物とともに「科学」の埒外《らちがい》へと追いやられていくのである（佐藤―二〇〇二）。

宗教と科学の統合の夢

とはいえ、一九一〇年代を経て、「宗教と科学の統合」の夢がすべて潰《つい》え去ってしまったわけではなかった。一方でアカデミズムの力は急速に拡大し、そこで学問を修める人の数も増大した。第三章でもっと詳しく述べるが一九〇〇年に約七万八〇〇〇人だった中学校在学者は一九三四年には約三四万六〇〇〇人に、一九〇〇年に約一万二〇〇〇人だった高等女学校在学者は一九三〇年には約三六万九〇〇〇人に増大する。〈文部省「日本の教育統計　明治〜昭和」による〈矢野―一九八一〉〉。「科学」が国民の生活の中に驚くべき速度で浸透していったことを物語る数字である。こうして生活に浸透する科学を、いかがわしい「迷信」や「疑似科学」から腑分けする役割を『変態心理』は担った。「迷信」や「疑似科学」が科学の力に希望を託して元気づいたからである。それほどに「科学」が見出すであろう、新しい「真理」への期待が高まった。

この本の文脈に置き直すと、それは〈癒す知〉の興隆であり、〈代替知〉の試みの増大だった。それらは広い意味での「民間学」の流れにも含まれるだろう。「からだや心の癒しや成長・成熟」をめぐる知に関わって、「民間学」は「いかがわしい」ものをふんだんに含み込みながら豊かな展開を見せていた。福来の例にならって、東京帝大の物理学教授に「人体ラヂウム」の実験を要請した松本道別も、松本の影響を受けながら気の理論を磨き、「活元」や「体癖」について独自の理論を作ろうとしていた野口晴哉も、その大きな流れの中にいた。そして野口はそうした〈癒しの知〉を「全生」のような、道教や仏教の理念に通じるコスモロジカルな思想と結びつけようとしていた。一方で、実証的合理的「科学」の権威を強め、「いかがわしい」知を排除していこうとする動機が強まるとともに、他方で、新たに「宗教と科学の統合」を実現した世界観を確立し、全体的な知（現代の理論家実践家なら「ホリスティックな」とよぶだろう）を自らの手に収めようとする願いは根強く持続した。

たとえば宮沢賢治《みやざわけんじ》は、一九二六年に書かれた「農民芸術概論綱要」の冒頭で、次のように熱い希望を述べている（『宮沢賢治全集』第一〇巻、筑摩書房）。

おれたちはみな農民である　ずゐぶん忙がしく仕事もつらい
もつと明るく生き生きと生活をする道を見付けたい
われらの古い師父たちの中にはさういふ人も応々あつた
近代科学の実証と求道者たちの実験とわれらの直観の一致に於て論じたい

世界がぜんたい幸福にならないうちは個人の幸福はあり得ない
自我の意識は個人から集団社会宇宙と次第に進化する
この方向は古い聖者の踏みまた教へた道ではないか
新たな時代は世界が一の意識になり生物となる方向にある
正しく強く生きるとは銀河系を自らの中に意識してこれに応じて行くことである
われらは世界のまことの幸福を索《たず》ねよう　求道すでに道である

この壮大な知の展望は、「銀河鉄道の夜」の第三次稿では「ほんたうの考とうその考とを分けてしまう」ことができる「実験」によって到達できるはずのもの、そして「お互ほかの神さまを信ずる人たちのしたことで」涙を流すような事態を超えていくはずのものとして、賢者であるブルカニロ博士によって語られている。

宮沢賢治は芸術に大きな希望を託した。既成宗教や近代科学が到達できなかった、未来の人類の至上の幸福のビジョン、そして法華経《ほけきょう》の本来の教えが指し示しているはずの究極の真理のビジョンを芸術が示しうると考えたのだ。と同時にそれは「農」や「食」に関わるビジョンをなにがしか含んでもいた。また、子どもを究極の真理に目覚めさせる〈育くむ知〉に寄与できるはずのものとも考えられていた。催眠術による「宗教と科学の彼方」のビジョンは崩れ、近代科学は専門家と実証主義や合理主義の固い殻の中へと閉じこもっていくようだった。しかし、そのことによってかえって新たに〈癒す知〉〈育《はぐ》くむ知〉への希望が花開く別の場所も開けたのかもしれない。

近代科学の覇権《はけん》が確立することによって、近代科学のオルタナティブを掲げる知にかえって大きな期待がかけられる事態が生じるようになった。一九一〇年代以降の状況をそのようにとらえてみよう。からだを〈癒す知〉の試みとして、その時期、多くの霊術家の活躍があったことは今概観した。しかし、〈癒す知〉の範囲はからだの癒しに限定されない。心の癒し、食や農の知、そして子どもを育てる知などが代替知（オルタナティブの知）の有力な領域として広がるようになる。本書が光をあてようとするのは、そのような代替知の運動の諸相である。

II

「食養」としての〈癒す知〉

1　「自然食」の源流

食と霊性

日々の生活のなかで人間と自然との関わりをもっとも強く意識する営みの一つが「食」だろう。「医食同源」という言葉があるが、食は癒《いや》しに深い関わりがある。健康な生活を営むために人はいつも食に多大な注意を惜しまなかった。一方、食にどれほど宗教的・霊的・精神的な意味を込めたかというとこれはさまざまだ。現代文化の興味深い特徴の一つは、食にまつわる健康への関心が宗教的（霊的・精神的）な意味を含む傾向が増大してきたことだろう。

二〇世紀から二一世紀への転換期、欧米ではベジタリアンが増えている。ベジタリアンとは肉食をきらう人たちで、牛乳まではよい、卵まではよい、魚まではよいなどさまざまな度合がある。生命を害することへの慎みの念があるとともに、健康への配慮も大きい。インドではごくふつうの考え方だが、欧米ではもちろん少数派だ。もともとギリシアのピタゴラスの哲学に基づく食事法として知られていたものだが、一八四二年にイギリスでベジタリアンという用語が用いられ、その後はこの語が普及した（鶴田—一九九七）。アメリカでは一九四三年には三〇万人、人口の二パーセントに過ぎなかったが、二〇世紀末には一八〇〇万人、人口の七パーセントに及ぶという。イギリスでも一九八五年から九五年の一〇年間に倍増したといい、肉食は一九七三年以降、減少傾向だという（蒲原—一九九九）。狂牛病などで肉食への恐れが増大したこともあり、今後はベジタリアンがますます増えることだろう。

では、仏教が広く受容されている日本ではどうか。インド人や東洋好きの西洋人が日本に来て困るのはベジタリアン・レストランが少ないことである。「ビジテリアン大祭」を書き、自らベジタリアンであった宮沢賢治が現況を知ったらがっかりすることだろう。では、「食と霊性」の問題に日本人があまり関心がないかというと、そうではない。実は「自然食」に対するたいへん強い関心がある。『ナチュラルレストランガイド 1995-1997』（柴田書店編、一九九五年）という書物を見てみよう。この本には東京近辺と京都・大阪・神戸近辺の一三一店が紹介され、提供する食事の種類をひとまず三つに分類して記載し、その上で詳しい紹介に入っている。その三種類とは以下のとおりである。

organic ——低無農薬有機栽培の野菜・穀物・お茶、自然飼料放し飼いの肉・卵類、天然の魚介類、無添加の調味料・油脂類・加工品など安全性の高い食材を使っている店。

macrobiotics ——玄米菜食または玄米正食を出す店。動物性の食物はとらず、玄米を中心にその他の雑穀を主食とし、自分の身近で採れる野菜や海草など薬物に汚染されていないものを葉から根まで全部摂る。調味料も無添加のものを使う。原則として砂糖や味醂などの甘味料は使わない。

vegetarian――動物性の食材および動物性の出汁を一切使わずに作った料理を出す店。ただし卵、牛乳を使う店もある。（ⅴページ）

どのカテゴリーも基礎には「自然との調和」という観念がある。マクロビオティック（玄米正食）とベジタリアンは、「自然との調和」をさらにある方向に押し進めたものと言えるだろう。一三一店のうち、organic（有機栽培食）のみの店が一一二店、macrobiotic のみの店が三店、vegetarian のみの店が一二店、organic と vegetarian がともに食べられる店が四店である。この断然多い organic のレストランの利用者には、安全な無添加食品を食べたいだけで、宗教的な動機などあまり関係ない人もかなりいることだろう。しかし、そこに自然の「いのち」との交流の感受性を込めている人もいるに違いない。後に触れるが（終章）、自然食の材料の栽培者（有機農法、自然農法）となると、宗教的（霊的精神的）な関心をもっている人がもっと多いと思われる。

マクロビオティックの源流

歴史的な順番でいうと、西洋ではベジタリアンが古いものだが、日本では仏教の影響で非肉食は長い歴史をもっていた。にもかかわらず、近代以降に日本でそれは太い流れとはならなかった。近代日本の運動としてはむしろmacrobioticに関連したものが目立つものである。これは玄米食を尊ぶ運動から発展したもので、後に日本で幅広い自然食運動が発展する基盤となったものである（たとえば、太田竜・栗原佳子の『自然食』〈現代書館、一九八四年〉は「自然食運動の歴史」を「石塚左玄《さげん》の食養理論」から始めており、この流れが主流ととらえている）。この章と第三章では、この食生活を軸とする運動について検討するが、それはこの運動が、近代日本の〈癒す知〉の系譜のなかで、もっとも早くに立ち上がったものの一つであり、「〈癒す知〉の成立」とその変容について、多くのことを教えてくれると予想されるからである。

この運動は一八九〇年代に始まり、アジア太平洋年戦争期にはかなり大きな運動となって普及した。もっともそれは「マクロビオティック（macrobiotique 仏語）」（英語ではmacrobiotics＝マクロバイオティックス）という名によってではなく、「食養会」とか「玄米正食」などの語によってだった。第二次世界大戦後、この運動は国内ではあまり目立たないものとなったが、後に拡大する自然食運動の基礎をつくったといえる。

しかし、その間に日本で始まったマクロビオティックの運動は欧米各地に広がり、日本よりもむしろ欧米先進国で目立つ運動となり、今日に至っている。一九四九年に渡米して、現在マサチューセッツ州のクシ・インスティテュートを拠点にマクロビオティックの普及に努める久司道夫《くしみちお》によると、一九九八年現在、欧米に三〇〇から四〇〇の研修センターがあるという（久司道夫『地球と人類を救うマクロビオティック――世界平和実現は食生活の改善から』文芸社、一九九八年、七二ページ)。アメリカの宗教学者、キャサリン・アルバニーズの報告では、一九七〇年から久司が刊行している『イーストウエスト・ジャーナル』誌の部数は八五年に八万部に達しており、八〇年代後半のマクロビオティックの成人支持者の数は一〇万人近くに上るという(Albanese, 1990, p. 191)。アルバニーズはこの運動を、アメリカの「ニューエイジ運動」の有力な推進者の一つと考えている。日本では精神世界とよばれることが多い、先進国共通の霊性(スピリチュアリティ)興隆運動の一部という位置づけである。私はこれを新霊性運動とか、新霊性文化とよんでいる(島薗一一九九六)。

日本のこの運動のネットワーク・センター的な位置にある機関として、日本CI協会(東京都渋谷区)や正食協会(大阪市中央区)がある。前者の日本CI協会は都心に近い住宅地に四階建の小さなビルをもっており、正食法に合致する食品が販売されている他、「正食相談」「正食医学フォーラム」「正食医学講座」「半断食トライアルセミナー」「マックさんの無双原理読書会」「マクロビオティックカウンセリング」「食養手当講座」「くらしを見直す玄米正食基礎講座」「人間とは何か・解答講座」などの催しと料理教室(リマ・クッキングアカデミー)が開かれている(一九九六年一月)。夏休みには七日間の健康学園も開かれる。

日本CI協会が刊行する月刊誌『Macrobiotique(マクロビオティック)』(旧称『新しき世界へ』)の七〇〇号(一九九六年一月)の巻末に掲載されている「全国日本CI協会友の店」のリストを見ると、

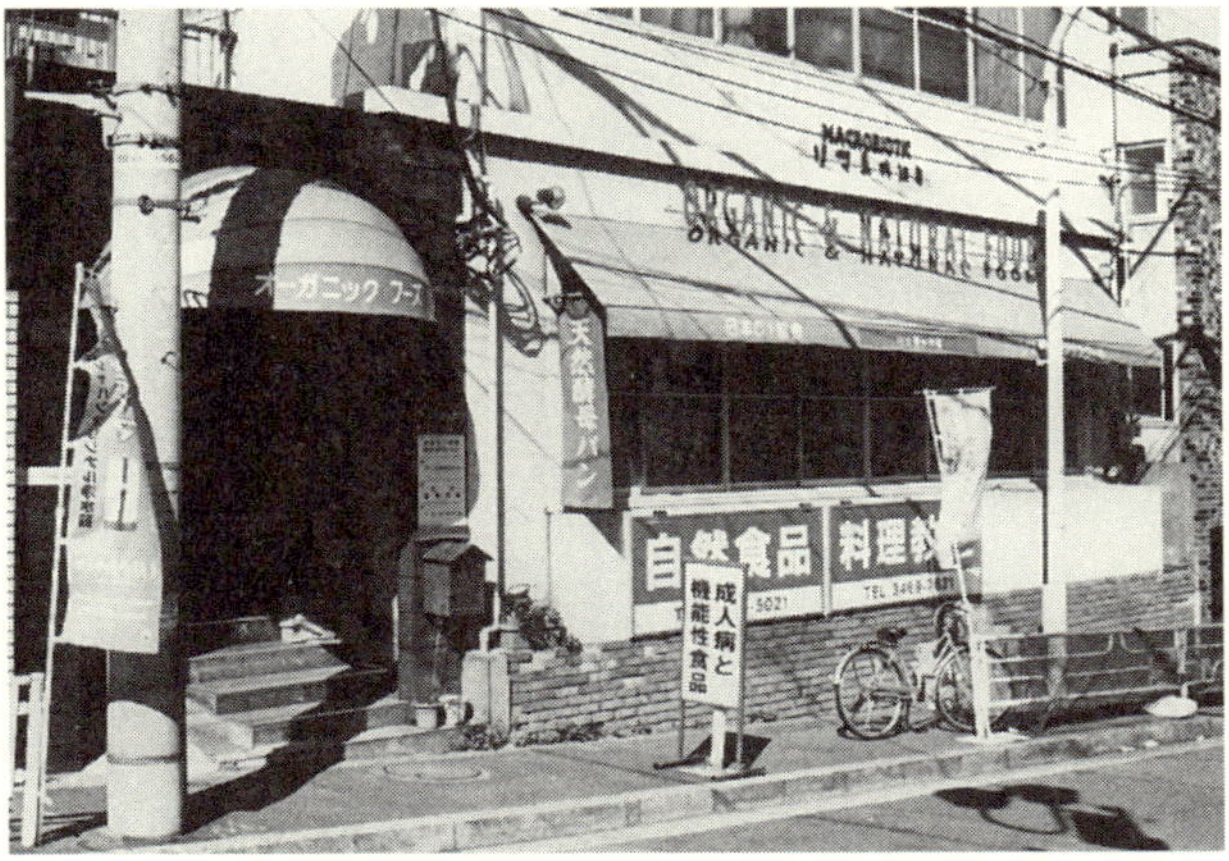

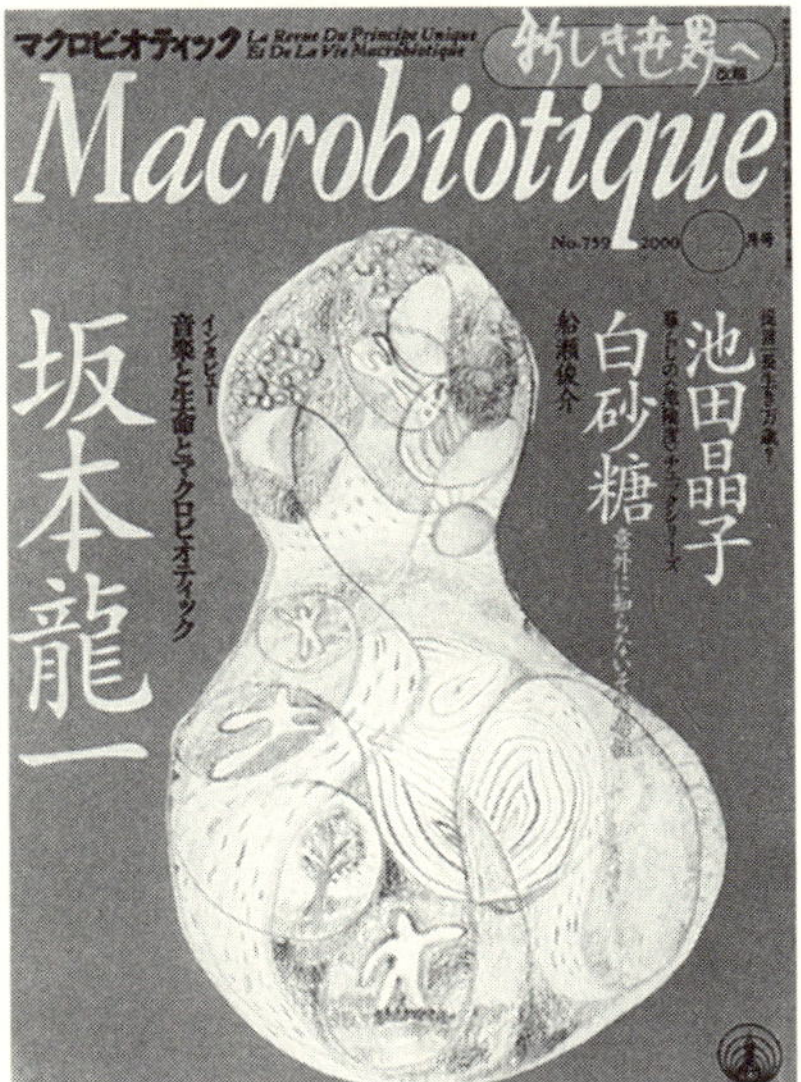

日本 CI 協会と月刊誌『Macrobiotique』（2000年12月）

8：30〜17：30 ㊏㊐祝	水を自然に生かす：千鉤天（チェンジンテン）、光る孔明M盤、水で飲めるナイアス霧島茶	
10：00〜19：00 ㊐・祝	自然食品・生活雑貨・有機野菜・天然酵母パンハーブ・オーサワジャパン商品・豆腐・納豆	
9：30〜19：00 ㊐	野菜、海産物、食養相談	
受付時間12〜18 ㊐・㊊	グルメマクロビオティック料理の創作アトリエ、料理術セミナー、クッキングパーティー★予約制レストラン風 Fu…食事会・パーティー★パーティーズ…パーティー企画・ケータリング・お弁当★ハートホップバザール…食品と自然雑貨の小売販売	
年中無休	ヒフミ食、レストラン万味、体整／命整／万寿の会、難病克服指導、他	
10：00〜21：00 ㊐	但し5時〜営	
9：00〜20：00 ㊐	無農薬野菜、果物、料理講習、勉強会、配達	
10：00〜19：00 ㊐	有機野菜、食品、自然化粧品、配達有	
10：00〜20：00 第3㊌	有機無農薬野菜、海産物、配達	
10：00〜19：00 ㊐	稲作経済研、食養企画、日越交流会	
10：00〜19：00 盆、正月を除く 年中無休	日本 CI 協会食品事業部　無添加・純正マクロビオティック食品約600品目。無農薬有機栽培の野菜・果物・米・雑穀。天然酵母パン多種。天然にがり豆腐。手作り冷凍惣菜。圧力鍋・土鍋・浄水器ハーレII・肌着・タオル・絹製品。自然素材の生活雑貨各種。	

表2　東京区部のCI協会

株式会社ニチゾー	〔〒101〕千代田区神田佐久間町2-13 ムツミビル5F ☎03-3861-8393　FAX 03-3861-8356
未来堂	〔〒102〕足立区綾瀬3-12-9 ☎03-5682-2758　千代田線綾瀬駅北口徒歩3分
不二自然食品	〔〒106〕港区麻布十番2-21-3 ☎03-3451-8966　郵便振替東京0-18943
未来食アトリエ風Fu	〔〒112〕文京区関口1-17-9 ☎03-3269-0833
万木の会	〔〒112〕文京区大塚6-7-4 グランドムール小石川303 ☎03-3943-9540
自然食根津の谷	〔〒113〕文京区根津1-1-14 ☎03-3823-0030
高砂自然食品センター	〔〒125〕葛飾区高砂8-13-5 ☎03-3600-4322
東京自然食品	〔〒124〕葛飾区立石1-9-16 ☎03-3694-0029
三恵	〔〒143〕大田区山王2-1-5 大森駅ビル ララ地下2階 ☎03-3775-0403
ゲンマイキッド〈ダリア〉	〔〒144〕大田区西蒲田7-60-5-601 ☎03-3730-6186
オーサワジャパン東北沢店	〔〒151〕渋谷区大山町11-5（1F） ☎03-3465-5021　Fax 3465-5022

二一三の店舗の名前が載っている。どのような店がこの運動に関わっているのかイメージをもっていただくために、東京の区部の一一店舗のリストをあげよう（表2）。これらの店舗がどの程度、日本CI協会の思想や食事法に共鳴しているかの度合いはさまざまであろうが、少なくともゆるやかな連携関係を保つことに意義を認めていることは確かである。なかには連携が深く、マクロビオティックの思想にのっとって半断食セミナーによる癒しの運動を強力に押し進めている集団もいくつかある。

食養会と正食協会

現在この運動で勧められている食事法の基本を正食協会の小冊子（岡田周三『新しい健康学——玄米正食入門』正食出版、一九八三年）によって紹介すると、次のようになる。

1　伝統の食べもの（身土不二《しんどふに》）をとること

先祖伝来の食べもの、日本産の穀物、野菜をとることです。外来のもの、自然を踏みはずしたもの（たとえば肉、牛乳、無精卵、砂糖、コーヒー、コーラ、化学製品の添加物を用いたもの）はとらないこと。なおトマト、ジャガイモ、果物などは季節や風土、体質に応じて食べてもかまいませんが、少量にとどめて下さい。

2　季節のものをとること

旬のものを食べるのが一番です。自然は、冬は体を暖め、夏は体を冷やす食べものを与えてくれます。

3　主食と副食の割合

主食は、その地方特産の穀物（米、麦、粟、そば、きびなど）をとることで、玄米が理想です。副食は、野菜、海草、小魚などを主食の三分の一くらい。たとえ、ご馳走のときでも、穀物五、野菜二、動物性一の割合でとることです。

4　陰陽のバランスをとる

陰陽については、本文中にもしばしば出ていますので、各自研究して下さい。ただし、玄米ご飯、味噌汁、漬け物、煮しめなどを食べているかぎり、間違いはありません。

なお料理は皮を捨てず、アクヌキ、ゆでこぼしせず一物全体をとるようにします。味つけは原則として塩気と油気で行ないますが、陰陽をうまく応用することによっておいしい味が引き出せます。（五八、五九ページ、図参照）

5　正しい食べ方

①一口六〇〜一〇〇回嚙むこと。病人は一〇〇〜二〇〇回。

②箸は一口ごとに下に置く。

③腹八分目。

④たくあん、みそ漬は毎食二切ずつつけます。これは腸を整えます。

づく食物の位置づけ

陰陽表

（同じ食品でも産地により，種類により，また，調理によって陰性．陽性は大きく変わります）

庸　　　　　　→ 陽性▲

黄　　橙　　赤　　赤外線

しおからい　　苦い　　渋い

=5〜7　　ナトリウムの多いもの・求心力・火

●玄米　○そば　○ひえ　○あわ

陽性

（寒い涼しい土地・気候にとれるもの，ゆっくり育つもの，小さい堅い，水分の少ないもの）

（根茎）

◉タマネギ　◉カボチャ　◉ゴボウ　◉ニンジン　◉ジネンジョ　☆タンポポの根

◉レンコン
（蓚酸あり，ナトリウムを消す）

魚・貝

（河魚）　□コイ，ウナギ　□タコ　□ハマグリ　□カキ

（エビ・カニ）　□ヒラメ　□マス　□イセエビ

（近海）　□タイ　□イワシ　□アジ

（遠海）　■クジラ　■マグロ　■サバ　■ブリ

（ゆっくり動くもの）　（早く動くもの）

肉類

□トリ肉　■豚肉　■牛肉　■マトン　□卵

☆くず湯　●番茶　☆タンポポコーヒー　☆TMU　☆ヤンノー

●自然塩　□精製塩
●しょうゆ（天然・古式のもの）
●みそ（　　〃　　）
●梅干
●たくあん

食物は，有害な化学薬品，添加物をふくまないもの，自然な加工のものをとり，化学肥料による不自然な栽培もの，アミノ酸しょうゆのような早造りのものは避ける。

正食の陰陽使用に基

（ナスやジャガイモのようなごく陰性なものでも料理の方法によって，安全に食べることもできますが，食事療法中の人は避けること）

食物の

▼陰性 ←――――　　中

紫外線	紫	藍	青	緑
えぐい	からい		すっぱい	甘い
水・遠心力・カリウムの多いもの				K/Na

陰性〔暑い暖かい土地・気候にとれるもの、早く育つもの、大きい軟かい、水分の多いもの〕

穀物類
○麦類　○もち
○きび
○うどん
○とうもろこし

野菜・野草
（ナス科）■ナス　■トマト　■生シイタケ　■ジャガイモ　■
（いも類）○里イモ　□タケノコ　◉干しシイタケ　□サツマイモ
（葉菜）◉ネギ　☆ニンニク
◉大根　◉キュウリ　◉白菜　◉小松菜　■ホウレン草

果物
■バナナ　■イチジク　□パイナップル　□メロン　□ブドウ
○モモ　○リンゴ　○カキ　○イチゴ　○ミカン　○スイカ

香辛料
☆ワサビ　○ショウガ　☆コショウ　○カレー　☆トウガラシ

海草
◉ひじき，わかめ　◉のり　◉こんぶ

豆類
■豆乳　◉とうふ　○きな粉
○そら豆　○うずら豆　○納豆
◉油揚げ　◉コーヤドーフ　◉ガンモドキ
◉小豆　◉ゴマ

飲みもの
■ウイスキー　■サイダー　■コーヒー　■コーラ　■ブランデー　□ぶどう酒
□ビール
□日本酒　□緑茶
☆はぶ茶　○紅茶

調味料・油・乳製品
■白砂糖　■ハチミツ　■合成酢　■化学調味料　■
□黒砂糖　□チーズ　□牛乳　□ヨーグルト
●ごま油　●ナタネ油　○ベニバナ油　○オリーブ油　□ピーナッツバター

【凡例】
●常食品
◉副食品
○ときとしてとる
☆時として,あるいは療法品としてとる
□とらなくてもよいが,とるならほんのたまに
■なるべく避ける

⑤湯・茶は一日二〜三合まで。

疑心暗鬼で食べると、たとえ良いものでも吸収されず、身につきません。病気も治りません。

優秀な先祖の食べものですから、感謝の心が大切です。

ところでこの運動をどのような名でよぶかは細心の注意を要する。久司グループ、東京の日本CI協会、大阪の正食協会は、一九三〇年代に「正食」運動を展開してゆく桜沢如一《さくらざわゆきかず》（一八九三―一九六六、詳しくは第四章参照）の流れを引き継ぐもので、ほぼ同じ考え方を分かち合っており、他にも連携関係にある多くの機関や集団がある。これらをよぶ呼称として従来日本で用いられてきた「正食」、また、近年より頻繁に用いられるようになってきた「マクロビオティック」の語をあてよう。桜沢自身は、かつて食養会に属していたが、一九三九年、同士と袂を分かち、無双原理講究所、真生活協同組合、横浜勤労大学、MI塾などを運営してきた。これが現在のマクロビオティック運動の源流である。

一方、かつて桜沢が所属していた食養会は石塚左玄（一八五一―一九〇九）が一九〇七年に創設したものである（石塚の運動はさらに一〇年ほど前、一八九六年に始められている）。「食養」の語は古くからの養生論のキイタームの一つであり、石塚はそれを独特の意味に転用した。そしてこの石塚左玄の流れをくむ運動は、桜沢の流れ以外にもある。桜沢が独立する以前の運動を指すとき、また桜沢以外の流れを含めた石塚の運動の系譜全体を指すときには、「食養会」の運動とよび、その理論は石塚式食養論とよぶことにしよう。

なお、「マクロビオティック」は不老長寿や長生き法を意味するギリシア語に由来し、ヒポクラテスにその意味での用法が見られるという。その後、この語はあまり用いられることがなかったが、一八世紀末にドイツの医師、クリストフ・W・フーフェラント（一七六二―一八三六）が著した長寿法の書物によって、西洋近代語として用いられるようになったものである。また、MI、CIはそれぞれ「メゾン・イグノラムス（何も知らぬ者の家）」「サントル・イグノラムス（無知な者のセンター）」の略である。これらの語はいずれもフランス滞在の長い桜沢が、自らの思想と運動を指すのにふさわしい語として選び取り、用い始めたものである（久司、前掲書、松本―一九七六）。

2 石塚左玄と食養会運動

石塚左玄の障害

桜沢如一によるマクロビオティック（正食）の運動は、石塚左玄の創始した食養会の運動を発展させたものである。では、その食養会の運動は、どのような問題状況の中で、誰によって、どのようにして生み出され、なぜ多数者の支持を得たのか。また、後のマクロビオティックの運動と比べるとき、その運動の主要な特徴はどこに見られるのだろうか。

食養会の運動を創始した石塚左玄は、福井の城下の町医者の家に育ち、洋学を身につけて藩の病院に務めた後、一八七二年、二二歳のときに上京し、まず、大学南校に所属し、次いで陸軍に移り、医試補、薬剤官補、薬剤官を務め、最後には薬剤監の地位に昇り、一八九六年、予備役《よびえき》に入っている。化学、薬学に関する著作もあり、西洋科学の専門家として二〇年以上を過ごして、職業人としての現役生活を全うしている。

しかし、四歳のときに皮膚病「ヘブラ氏プルリゴ」（Hebra 氏痒疹《ようしん》——アレルギー性とも見られる原因不明の痒疹だが、食生活との関係も指摘される。二〇世紀後半には激減した）を、五歳のときには腎臓炎を病み、一生これらの病に苦しんだ。薬学や化学や生理学の知識を活用し、食生活に細心の注意を払い、自らの身体を通して実験を重ねたにちがいない。西南戦争と日清戦争には従軍しており、その経験が彼の食養論に反映したことは十分想像できる。予備役となった石塚は、その経験から編み出された食事法を、まず浩瀚《こうかん》な『化学的食養長寿論』（一八九六年）に、次いで読みやすく『通俗食物養生法——一名化学的食養体心論』（一八九八年、ともに石塚左玄刊）としてまとめ、世に問う。また、東京牛込の自宅を石塚食療所とし、病や不健康に悩む者の相談に応じるようになる。

食養指導の実際

数年前（一八九二、三年）から大阪に双鹽会《そうえんかい》という支持者の集団があったというが、これらの書物の刊行は大きな反響を呼び、一八九八年頃には自宅での診療（というより、指導あるいは「食養カウンセリング」とでもいうべきもの）は多忙を極めたという。桜沢如一による石塚の伝記、『石塚左玄』（食養会事業部、一九二八年）の付録の部分に、「ある男の話」として次のような診療の様子が記されている。

私はありとあらゆる滋養物もとり、転地療養もしたが、も早やこの上は安楽に往生するより他はないとあきらめて居りました、処《ところ》が人の話に牛込の石塚さんといふ不思議な医者があるが行つて

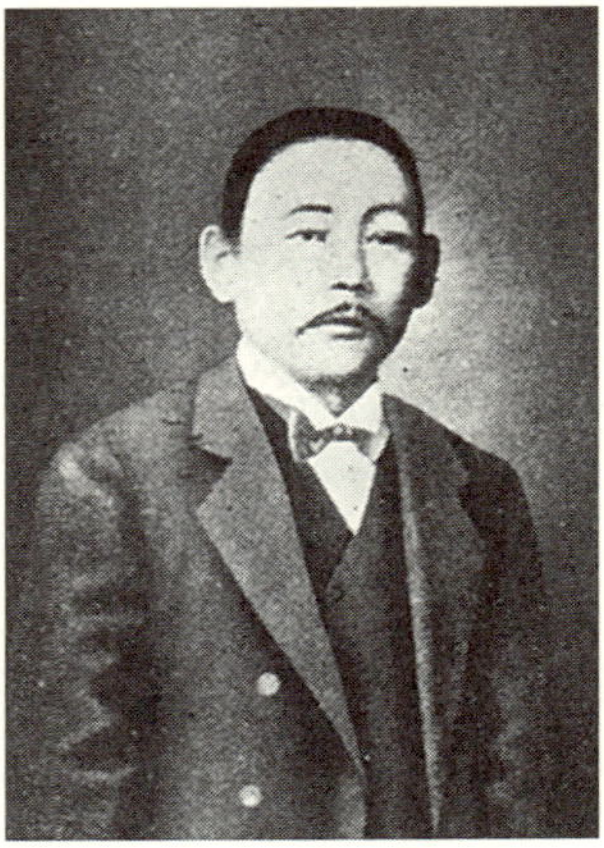

石塚左玄

外見は近代科学者だが，心は養生論を説く漢方医，ひいては修養道徳家だった．専門家であると同時に，伝統的な雑学的知の集積者だったともいえよう．

みたらどうかといふのでその年九月二十八日に先生の所へ伺ひました。すると先生頻《しき》りに私の顔をジロ〳〵御らんになり、『お前は飯の食べ様が足らん、顔が小さく体がちぢまりすぎていけない。餅や小豆、御飯を多くしてお菜を少しにしてたべなさい……』との事でそれから一生懸命に、餅に小豆、お菜少しに御飯たくさんと五六日つめこみましたところが、頭が重く逆上《のぼ》せて、心地悪しくなりました、先生のところへ参り其事を申上ますと、それは脂肪質が足らんからだ、何か油気の物を食べよと仰有《おつしや》いました。私はそれから昼飯に秋刀魚《さんま》を夕飯に天ぷらを食べました。すると翌朝は忘れた様に癒《なお》りました。それから一二ヶ月後人様が顔色が大へんよくなつたといつて下さる、自分の心持が以前と変てきました。先生は、種々と話をされ、お前は母親が菜食者だから命が今迄保つたのだ、父親の如《ごと》く肉食者ではもう生命は今頃はあるまい、父は頗《すこぶ》る陽気で元気相には見えるが実際は弱いのだ、母は陰気で弱さうであるが中々健康である、もうお前の父は亡き人であらうと申されました、が全くその通りで実に驚き入りました。先生は父母を御存じなき筈《はず》だが流石《さすが》は大先生の眼力。私の顔を見ると分るのだそうです。随分ひどい事を申されるではありませんか、私の背がヒョロ〳〵と高いので「半鐘泥棒にはちと間にあはん一体五尺に足らん小男で横にのびるのを、五尺以上に縦に延びるのは皆食物のためだ、そして頭が四角で、中央が平で、そんな頭ではよい智慧《ちえ》は出ない」と云はれました。併し近頃は大部食養もわかつてきて面白くなりました。……（一三九―一四〇ページ）

このように「全国から彼を訪ねて遙々と来る無数無慮の患者の為には貴賤を問はず一々丁寧に一切無料で食物療法の指導を授け、食養道歌の一枚刷を与へ、其裏に一々適応食物と食法とを自ら筆を取つて書き入れて与へたのである」（同前、七二ページ）。「食養道歌」とはたとえば、次のようなものである。

塩風の吹き入る土地は身の為めにくろふて欲しき豆と野菜を
塩風に吹かるゝ土地の人々は夏気となるや殊に菜食
魚や塩得るによしなき山里は鳥けだものゝ肉を食ふ可し
肉ならば大根卸しか生姜汁つけてたべれば毒けしとなる
口さきの旨きばかりにだまされて命ちぢむる弱身とぞなる

肉すぎて干物の如く身はしまり色黒くして病がちなり
肉すぎて命ばかりか身も智慧も短くなりて才のみ多し
肉すぎて血道のめぐりあしくなり暑さよわりに冬もさむけれ
肉食へは畑物すかぬ人となり薬〳〵とたのむおかしさ
肉食へは一時の力多けれど粗食の人の魂気には負け
肉食へは心強きも気はつまり長き仕事を嫌ふなるべし

慈鎮和尚の歌に

山家には山家育ちの餌《えば》もあり味あしくとも命ながくて

（石塚『通俗食物養生法』、二一〇―二一一ページ）

こうして増大した石塚食養道の信奉者が、一九〇七年には食養会を結成し、『食養雑誌』を刊行する。二年後に石塚が没した後も、社団法人食養会は東京麻布の正食庵や蒲田区の事業部を中心に、雑誌や書物の刊行の他、いくつかの病院や診療所での指導、そして食養関係製品（食養コーヒー、母乳代用の哺乳《ほにゅう》粉、純粋胡麻油、本椿練油、榧《かや》の実、外用芋薬、外用腰湯薬など――飯田彬『食養道』正食庵、一九一八年、巻末）の販売を通して普及活動を続けていく。この販売品の原型は石塚自身にあるようで、西南戦争に際して、軽便担架と竹製ピンセット、日清戦争、日露戦争の際、「乾燥野菜」、「堅パン」、「霊泉錠」（梅干より作りたる丸錠剤なり）、包帯材料、死屍防腐剤などを発明したのだという（桜

沢『石塚左玄』、七四ページ）

石塚式食養論の内容

石塚左玄の食養論と食養会運動は科学的な栄養学が大きな成果をあげるに先だって、むしろ主に白米食の妥当性をめぐって栄養問題の混乱が深まる中で、形成され普及した。石塚の食養論の主要な内容は、後の食養会運動支持者である沼田勇によって次の五項目に整理できると論じられている（沼田勇『幕末名医の食養学――いま甦る「石塚左玄」の粗食健康法』光文社、一九九三年。なお、飯田前掲書、林仁一郎『食養の生涯』林久仁於《くにお》刊、一九七七年、も参考になる）。掲げられている用語は、②の「穀食動物」の語を除いていずれも石塚自身によるものではない。沼田らは石塚の議論の中で現代にも通用する部分を強調しているので、そうした偏りを差し引き、石塚の論述に即して述べていこう。

①食物至上論――蘇東坡《そとうば》は「薬はよく病を医するも、人を養うことはできない。食はよく人を養うも、病を医することはできない」と言っている。しかし、実は「食よく人を養い、また、よく病を医す」。それだけではなく「食よく人を長大し、食よく人を壮健し、食よく人を多寿するものなり」。食生活は単に身体に関わるものではなく、さらに修養、すなわち人間の心を高めることに関わるものでもある。おかずを少なく、腹八分目に、よく嚙むことが大切。また口になじむおいしいもの、すなわち甘いものや果物や肉などをほしいままに食べてはいけない。食生活において欲望や快楽に任せるの

を抑えることが、徳を養うことに通じる。しかし、それ以上に食はその性質によって、人間の心のあり方を変える力を持つ。

②穀食動物論——人間の歯は草食動物の平歯とも肉食動物の鋸歯《のこぎりば》とも異なり、主に臼歯である。これは穀類の顆粒を食するのにふさわしいもので、人類は主として穀物を食するのがその身体の自然なあり方に合致している。事実、古今東西どこの国でも数千年にわたって穀物を主食としている。また、統計上、穀食者の方がそうでない人たちより長寿である。玄米を食べることができるなら、それだけでよい。それが困難なら無砂半搗米《はんつきまい》(「無砂」というのは、米の精白のために硅藻土《けいそうど》系の房州砂を混ぜていたのをやめることを意味する)を主食とし、飯七割、副食物三割の割合で食する。激しい労働をする者は動物質を摂取してよいが、野菜七割動物質三割とするのがよい。

③風土食論——後の食養会運動やマクロビオティック運動で「身土不二」論とよばれるようになる発想である。各自が住んでいる土地にふさわしい食物を食するべきである。暑さ寒さ、海岸であるか内陸であるかによって食生活が異なるのは当然である。日本人はヨーロッパの食習慣をまねるべきでなく、先祖がやってきたように米食を中心にして、麦を多食したり、肉食を重んじたりするべきでない。これは食生活の伝統の尊重にも通じる。

④自然食論——後の食養会運動で「一物全体食」論とよばれた考え方である。米は玄米として食べた方がよいが、他の食品もそのものを丸ごと食べた方がよいということである。野菜は皮をむいたり、

湯がいたりせず、魚は頭から尻尾まで全部食べた方がよい。生きているものは元来、陰陽の調和を保っているので、その中から一部だけをとって食べるのは自然に反することになる。

陰陽調和論

⑤陰陽調和論――二〇世紀後半の食養会運動家は石塚理論のこの部分は受け入れられないと考えており、あまり詳しく紹介していない。しかし、実はここそが石塚理論の要である。食物の陰陽を知り、それぞれ個人的条件や環境（風土気候）を配慮しながら、陰陽が調和するような配合に注意して食事をしなければならない。では、食物の陰陽は何によって決まるかというと、食物中の無機物に含まれる「ナトロン（ナトリウム）塩」（塩気《しおけ》）と「カリ（カリウム）塩」（飽気《あくけ》）の量による。ナトロン

表3　夫婦アルカリの主要な特徴

ナトロン塩	カリ塩
魚介類、鳥獣の肉、卵。	穀類、野菜類、果実、海草海苔類。
収縮力。硬化力。煮ると固くなる。	軟化力。伸展力。煮ると柔らかく。
血が濁り、才が徳に勝り、心も固くなる。人心粗大。極端な場合獣心。	血は清らかに、心も柔らかく。人心緻密。極端な場合虚弱。
陽性の病気。疱瘡・脳卒中。	陰性の病気。貧血・結核。
頭温足冷。	頭寒足熱。

塩が陽の性格を、カリ塩が陰の性格をもっており、石塚はこの両者を「夫婦亜爾加里（アルカリ）」と命名する。

ナトロン塩は食塩の他に魚貝類や鳥獣の肉、卵など動物性食品に多い。カリ塩は穀類野菜類果実類海草海苔類など植物性食品類に多い。ナトロン塩は収縮力と硬化力をもつ。ナトロン塩を多く含む食品は煮ると固くなる。それを多く摂取する人間は血が濁り、才が徳にまさり、心も固くなる。人心粗大となり、極端な場合、獣心に近づく。過多の場合、陽性の病気、たとえば疱瘡《ほうそう》や脳卒中になる。カリ塩は軟化力と伸展力をもつ。カリ塩を多く含む食品は煮ると柔らかくなる。それを多く摂取すると血は清らかに、心も柔らかくなる。人心緻密となり、極端な場合、虚弱となり、体力気力とも衰える。過多の場合、陰性の病気、たとえば貧血や結核になる。本来、人体は頭寒足熱が好ましいが、ナトリウム塩が過剰となると頭温足冷となって病気にかかりやすくなる、などなど。以上をまとめると表3のようになる。

陰陽のバランスはまずは居住環境の寒暖の差と、海少陸多の地か海多陸少の地であるかによって異なる。暖国海国の大気中にはナトロン塩が多いからカリ塩を多く取るべきで、寒地高地大陸の大気中にはカリ塩が多いからナトロン塩を食する必用がある。日本は前者なので、動物食品は少ない方が陰陽のバランスがよい。なお、温浴と発汗は脱塩の効果をもつ。風土気候の異なる他国で研究された健康法を、陰陽のバランスを考えずにそのまままねようとするのは愚かである。維新後の日本人が欧化食を好むようになったことは、多くの弊害を生んでいる。美食はナトロン塩にかたよりがち、またカリ塩を奪う傾向がある。砂糖もしかり。現代の都市の美食を好む食生活は、ますますナトロン塩過剰をもたらし、疾病や精神の悪化をもたらしている。

こうしたカリ塩とナトロン塩についての化学的分析は、周易に由来する中国古来の陰陽についての教えと合致する。たとえば「智」と「才」という点では、智は静性に関わり、身体を軟化させるカリ塩に育てられ、才は動性に関わり、体質を硬化させるナトロン塩に育てられる。智は海少陸多国に多く質素な環境で養われ、才は海多陸少国に多く華美な都市的環境で養われる。智が体となり潜在し、才は用となって時に応じて発揮されるのが好ましい。我が国は大陸涼冷国の食生活を模倣せず、本来の食生活にもどって智を養うことによって智と才のバランス（中和）を回復し、智体才用をもって競争社会に対処していくべきである。現今の情勢は智学的文明世界ではなく才学的物明世界に向かい、闘争を好む才多智少の劣等人種に堕落しようとしているが、この傾向を是正するものこそ化学的食養である。易と化学を独自に結合させた理論である。

3 脚気と近代日本国家

近代国家にとっての難題

このような特異な食生活のあり方を軸とした〈癒す知〉が近代化の比較的早い時期に登場した理由を探っていくと、科学者や軍人が難題としてその克服を目指し格闘した脚気《かっけ》という病気に行き当たる。幸い疾病《しっぺい》史研究、医学史研究の立場から山下政三による詳細にわたる包括的な三部作がまとめられ、脚気をめぐる文化や政治や社会の動きの意義を多面的に考察する準備が十分に整えられている。脚気という病を通して日本の近代国家や近代文化のあり方の諸問題にさまざまな光をあてることができるだろう（山下政三—一九八三・八八・九五）。食養会の形成の背景を理解するために、しばらく疾病史医学史の領域に寄り道をしよう。

脚気の症状はまずすねと足の甲の感覚の鈍麻《どんま》から始まる。次第に身体の他の部分に広がり、諸感覚の麻痺《まひ》やシビレが生じ、腱反射が弱まり、やがてなくなる。水膨れが足からからだ全体に広がる。次いで消化器や循環器に障害が及び、吐き気や心悸亢進《しんきこうしん》、呼吸促迫からついには急性心不全を起こす。

これを「脚気衝心《しょうしん》」という。

現代日本で脚気はほぼ消滅している。これは脚気の原因がビタミンB1の欠乏にあり、ビタミンBを摂取すれば治癒するということがわかっており、アリナミンのような特効薬も普及しているからである。一九三八年頃までは、脚気による死者が年間、一万人以上あった。それが五〇年代に二〇〇〇人代に減り、アリナミンの大量投与法が見出されて、一九六〇年以後は絶滅に近づいた。しかし、脚気の原因がビタミンの欠乏であるということが科学的な明証性とともに示されたのは、ようやく一九二五年のこととされる。それに先だって、未知の不可欠栄養素の存在が想定されたのが、一八八〇年代、ビタミンの名が初めて用いられたのが一九一二年である。一九一〇年代までは、中毒説や伝染病説の支持者もまだ多く、栄養摂取によって治癒するという考えも確立していなかった。

東アジア伝統医療の脚気論

白米食を好むアジア諸国では脚気の存在は早くから知られていた。白米を常食とするゆとりが生じると、おいしいのでどうしても白米中心の食生活になる。ところが白米中心の食事はビタミンBの欠乏を引き起こす。だから、白米食が行われるところで脚気は多く、昔からよく知られてもいる。中国ではすでに三世紀に脚気の症状の記述が見られ、晋の時代に「脚気」という命名も行われた。隋唐期（七―九世紀）にはすでにかなり詳しい臨床知識も得られていた。豆類の摂取による食治の方法もすでにこの時代に見出されていた。日本でもすでに奈良時代からこの病気は知られていたようで、平安時代の貴族社会で流行したようだ。だが、この病気が広い階層に及ぶようになったのは、江戸時代のことだ。

江戸時代の日本では、白米食が大都市の上層住民（武士、町人）から次第に広い階層の住民に広がり、そのために脚気の患者も増大した。天保（一八三〇－一八四四）の頃には全国の地方都市でも流行が見られるようになっていた。そして漢方医学の病因論や治療法も、中国のそれにならいつつ受け入れられていった。漢方医学では隋唐の時代以来、脚気の原因について次のような諸説が競い合っていた。

a　風毒説（風暑寒湿による地中の毒気があたるという説）
b　中湿説、外湿説（水湿の気が体内、体外から作用するという説）
c　瘴気《しょうき》説、瘴毒説（その土地特有の毒気があたるという説）
d　腎虚《じんきょ》説（房事過多、すなわち性エネルギーの浪費という説）

これらは外因説、内因説に分類することもできるが、内因説をとると食餌《しょくじ》による処方が有効と見なされることにもなる。そして江戸時代には隋唐以来の食治法が見直され、赤小豆《あずき》食、麦食、減塩、水制限などが有効であることが確認されるようになってきた。「脚気には麦めし、小豆めし」という格言が通用するようにもなっていたのである。

ところが明治維新後、漢方医学が力を失うと伝統的な脚気の治療法が軽視されるようになる。一方、幕末から生産力が高まって経済的なゆとりが出てきた地域では、白米の普及が進んでいた。このような白米偏重の傾向は明治維新後にも継続される。洋食の導入により副食が充実するという方向にいくよりも、四民平等により広い階層の人々に白米食が広がったため、脚気という原因不明の「流行」病が恐れられる事態に立ち至った。加えて国民軍の創設による集団生活の影響もあって脚気の害は深刻化し、「国民病」として取りざたされるまでになった。

西洋医学の勝利と脚気医療

脚気がにわかに国家的な問題として浮上するのは、一八七七年頃のことである。一つにはこの頃から明治天皇が脚気に悩まされることが多くなった。一方、七ヵ月余りに及ぶ西南戦争で多くの兵士が脚気に悩まされた。陸軍軍医補藤田嗣章《つぐあき》の調査の結果では病者総数五八四三人のうち、急性伝染病一一六五人、コレラ七二一人、梅毒三八八人と伝染病者が多かったが、脚気は六七四人と単一疾患名で記載されているものの中では、コレラに次ぐ上位だった。こうした気運を受け、明治天皇の積極的な意向に基づき、一八七八年、東京に脚気病院が設立された。

脚気病院には漢方医と洋方医の双方が配された。当時、西洋医学こそが正統医療という方向が確定しようとする趨勢《すうせい》のもと、数の上ではなお多数派であった漢方医がこの脚気病院にかける期待は大きかった。というのは脚気については漢方医学に長い蓄積があり、病因論についてはともかく、食治法を中心にそれなりに有効な治療法も確立していたのに対して、アジアの植民地で主にこの病気に出会った西洋医学にとっては脚気は経験の浅い領域であり、病因論はもとより確かな診断基準も治療法もなく、まったく手探りの状態だったからである。

当時、帝国大学医科大学（まずは東京医学校）の内科学の指導者としてドイツから招かれていたベルツ（Erwin Bälz 一八七五年来日）は脚気の医学的研究に多くの力を注いだが、一八八二年の著作から九六年の著作まで伝染病説に固執している。ベルツの考え方はその後の日本の脚気医学の趨勢に大きな影響を与えた。現在の科学水準から判断すると、脚気の病因究明と治療法の確立を遅らせる方向で、予断にとらわれてしまったことになる。森林太郎（鷗外）を初めとする陸軍の医療指導者の判断を誤らせ、後に陸軍が脚気抑制の失敗で、世論の非難を浴びる遠因はベルツが作ったといえるだろう。

しかし、ベルツが伝染病説に固執したのは、彼個人の失態ばかりとはいえない。一九世紀後半は西洋近代医学の目覚ましい勝利の時代であった（シュライオック―一九七四）。生命現象を物理学や化学と同じような自然科学的な方法によって研究するという姿勢は、ドイツではルドルフ・フィルヒョウ（一八二一―一九〇二）によって確立されたとされる。ロマン主義の時代に色濃かった思弁的な色彩を払拭し、細胞レベルの生理学の基礎を固めることによって、フィルヒョウは科学としての医学の基礎を固めていった。他方、その時代は都市化や工業化に伴い、新たに伝染病が増加しつつあった。コレ

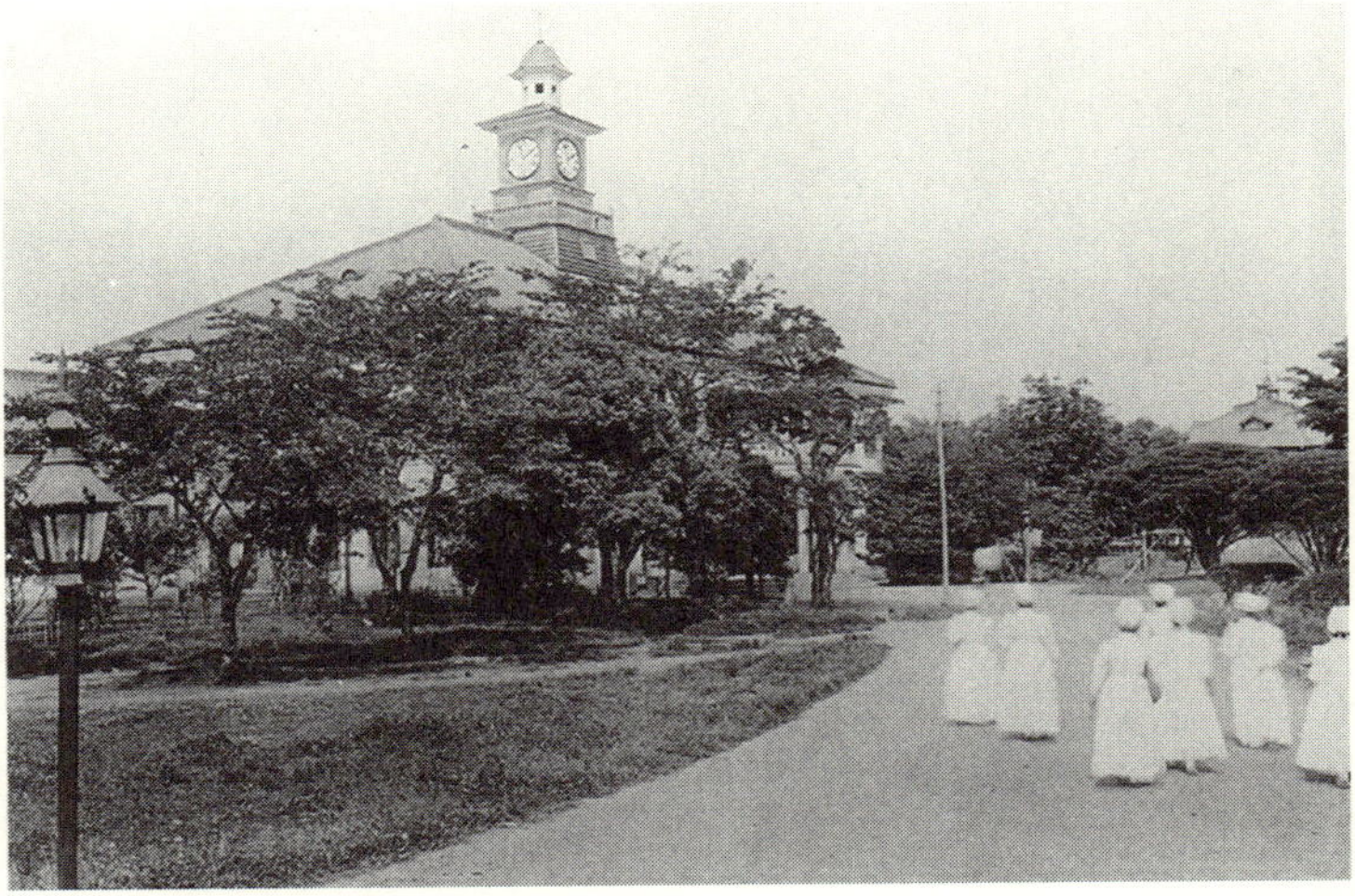

明治期の帝国大学医科大学

ラ、発疹《ほっしん》チフス、黄熱《おうねつ》などの流行が大きな社会問題となり、公衆衛生は国民国家の機能拡充のきわめて重要なフィールドとなった。

ところが、このような医学の革新は直ちに医学の成功につながったわけではなかった。一八五〇年代の状況を見ると、自然科学の優位が高まるなか、医学の体制は強化され、医師の権威は高められたにもかかわらず、病気の克服という点で確かな成果を上げることができないでいた。シュライオックのような医学史家も先に参照した癒しの文化の研究者であるフラーらと同様に、ホメオパシー、水治療法、グラハム主義などこの時期に生み出された非正統医学がそれなりの支持を得たのは、形成期の正統医学のこうしたあまり芳しくない成果への失望が作用しているという。

このような正統医学の不評状況を一変させたのは、微生物学・細菌学の発展だった。外科手術は一八四〇年代に麻酔薬の導入によって大きく道を開かれたが、その効果が確かなものになるのは殺菌手術法が開発された一八六〇年代のことである。ルイ・パストゥールらの顕微鏡による研究を引き継ぎ、ロベルト・コッホが細菌による伝染病の発症を動物実験によって確証したのは一八七六年のことだった。細菌学的なコレラとの戦いは一八八〇年代のことであり、それはルイ・パストゥールらによる免疫学の形成と並行していた。欧米諸国で伝染病による死亡率が減少し始めたのは一八七〇年代で、二〇世紀の最初の二、三十年にその速度は加速した。一八七〇年から一九二〇年までの間に、痘瘡《とうそう》、腸チフス、結核、ジフテリア、発疹チフス、マラリア、黄熱などが克服され、伝染病との戦いは医学の巨大な勝利という結末に至る。

漢方医学の抵抗

このように伝染病との戦いが西洋医学の主戦場だった時代に、それは大きな期待とともに、しゃにむに近代化を目指す日本に大々的に導入された。医学は近代国家日本の威信を支えるべき、もっとも重要な学問分野の一つとなる。伝染病との戦いでの勝利の栄光を背負いながら、漢方医を正統医学から排除し、からだと健康に関わる知識の絶対的な保持者として医師は育てられつつあった。伝統的な身体観疾病観の信憑性は正統的な知の学習継承の場からまたたく間に追い出され、生理的化学的な病因と戦い、それを排除することを健康の王道とする知識が、唯一の正統的権威の地位を確立しようとしていたのだった。その担い手たちにとって、脚気はまことに手強い相手であった。近代科学の知識や方法が有効性を発揮できず、伝統的な知識体系の方に軍配が上がるかもしれない領域がにわかに浮上した。脚気問題と軍隊における食事の問題は、そのような思想的・世界観的なオリエンテーションに関わる重大な問題領域となった。

脚気病院には二人の漢方医と二人の西方医が赴任したが、漢方医の一人は脚気の専門医として世評の高かった遠田澄庵《とおだちょうあん》（一八一九–九〇）だった。日本橋木挽町《こびきちょう》（後、市ヶ谷、牛込）で開業していた遠田は一八五〇年代から脚気の治療で名をなした。遠田は脚気の病因は米の毒にあると考えた。そこで米を減らし、小豆や麦にわずかに米を混ぜたものを主食とするよう指導をした。現在の科学的知識からすると、肉などの副食をとらない、秘薬を飲ませるなどの他の治療法の効果は疑わしいが、白米にかえて小豆や麦を混ぜるという食治法はビタミンBの摂取という観点から見て妥当である。そしてそれは伝統的に漢方医学が教えてきたものでもあった。しかし、遠田の療法が明らかに実効性をもつものであるにもかかわらず、当時の日本の西洋医学者はそこから学ぼうとする姿勢をもたなかった。

ただ、この遠田の脚気論は、ベルツと並んで同時期（一八七七－八一年）に京都療病院で教えながら脚気研究に取り組んでいたショイベ（Heinrich Botho Scheube）のすぐれた論文によって欧米諸国に紹介され、ビタミンB発見への道を開く媒介となる。ショイベ自身は伝染病説をとっていたが、論文（「日本の脚気」、ドイツの医学誌に一八八二－三年に発表）のなかで日本の漢方治療法についてふれ、とくに遠田の「減食療法」や米原因説を紹介している。バタビアで白米と玄米をニワトリに食べさせる比較実験を行って、ビタミンB発見の端緒を開いたエイクマン（C. Eijkman）の実験は一八八九年に行われ、その年にオランダ語で、ドイツ語では一八九七年に発表されている。山下政三はエイクマンの実験はショイベの論文に引かれた遠田の説に触発された可能性があると論じている。このエイクマンのドイツ語論文以後、糠と玄米食の治療効果の認識は一気に高まっていくことになる。

軍隊の食事問題

遠田と並んで明治初期に脚気を食治と結びつけたもう一人の重要人物は、海軍軍医であった高木兼《たかぎかね》寛《ひろ》（一八四九―一九二〇）である。一八七五年からロンドンで医学を学び、一八八〇年に帰国して海軍中医監として東京海軍病院長に任じられ、一八八三年には海軍医務局長の重責を担った高木は、脚気を日本海軍の命運に関わる大問題として受け止め、その研究に取り組んだ。海軍では明治初期から兵士の脚気の多いことが問題になっていたが、一八八二年、乗組員三三三人を乗せ遠洋航海に出た筑波艦が、七ヵ月の航海を終えて帰るまでに八八名（うち五名死亡）の脚気患者を出した。同年、朝鮮の反日反乱（壬午軍乱）に出動して清の軍艦と対峙した諸艦でも、三分の一を上回る兵士が脚気で倒れるという事態に見舞われた。

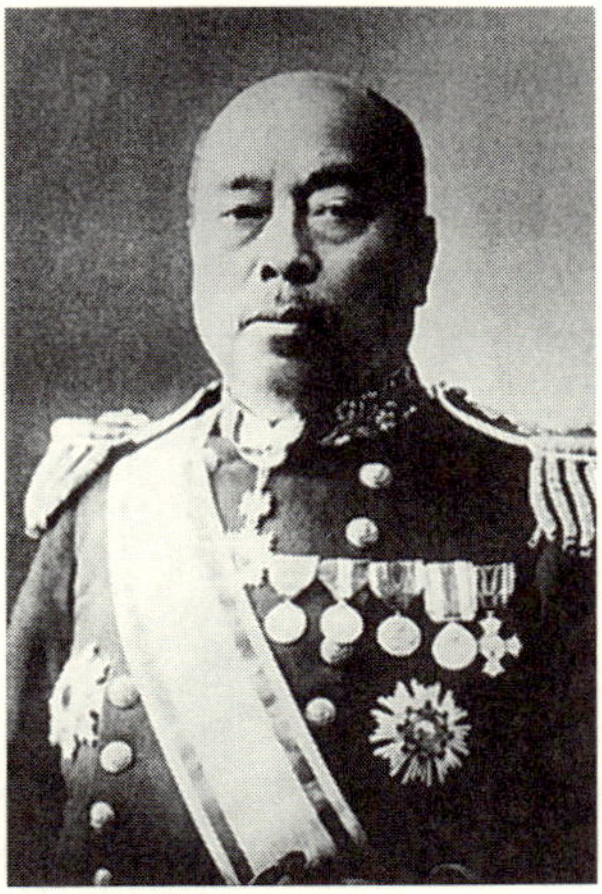

高木兼寛

薩摩藩士の家に生まれ，セント＝トーマス病院医学校を卒業．脚気の病因が米食にあるとして，海軍兵食改良に取り組み成果をあげた．東京慈恵会医科大学の創設者でもある．

高木はこれをイギリスの海軍で何の問題もないことと引き比べ、米中心の食事によるものと考え、食物のなかの窒素《ちっそ》と炭素の比率によって解明できると考え、成分分析試験を行った。この「窒炭比率」は実質的には含窒素物（蛋白質《たんぱくしつ》）と含水炭素（炭水化物）との比率によって左右される。食物中に蛋白質が少なく含水炭素が多いと脚気になるという。そこで海軍の兵食を洋食化すれば、脚気は防ぐことができるということになる。パン、後には麦を主食とし、肉食などの副食を充実させるという方策である。多くの抵抗があったが、高木は明治天皇に直訴して（一八八三年）兵食改革の実験に乗り出し、次々に好結果を得る。一八九〇年に三度目の天皇謁見の機会を得た高木は、「前に奏上しました通り海軍部内において脚気病はその跡を絶つに至りました」（山下―一九八八、三五五ページ）と奏上することができた。高木の「窒炭比率」の理論はその後の栄養学の展開から見て科学的妥当性がないが、海軍の脚気を駆逐するという結果は得ることができたのである。

他方、陸軍は一八九〇年に陸軍軍医総監となった石黒忠悳《ただのり》（一八四五―一九四一）が伝染病説に固執し、白米食が脚気と関連があるという証拠はことごとく無視されることとなった。この点ではドイツ帰りの森林太郎（鷗外）に大きな責任がある。彼は一八八八年に大日本私立衛生会例会で「非日本食論ハ将ニ其根拠ヲ失ハントス」と題した講演をし、翌年には六人の被験者に八日間、米食（米飯）、麦食（米麦飯）、洋食（パンと肉）を食べさせ、「カロリー値」「蛋白補給能」「体内活性度」を比較して、すべてにおいて米食が最良、洋食が最悪という実験結果を示した。この「陸軍兵食試験」の結果が長く影響を及ぼし、陸軍では「非日本食」を斥ける立場が貫かれたとされる。

もっとも、たとえば大阪鎮台《ちんだい》では大阪陸軍病院長、堀内利国らが麦飯による脚気除去を唱え、ある程度の成功を収めることがあった。だが、陸軍中枢部はこうした成果の認知を頑《かたく》なに拒んだのである。当然の結果であるが、日清戦争、日露戦争において、海軍と陸軍では脚気患者の発生で著しい差を生じた。陸軍は世論から厳しい批判を浴び、弁解に苦しむことになった。

脚気をめぐる西洋医学の失敗は、近代科学の導入のもっとも早い時期に起こった。そこでは、西洋医学こそが国家の発展と人類の福祉を担う知のあり方であるはずなのに、むしろ漢方医学の方が妥当な治療法をもっているらしいと疑われていた。社会的には西洋医学が覇権を確立したにもかかわらず、その妥当性に大きな疑いが残ったのである。やがてビタミンが発見され、脚気の原因の科学的究明が進むと西洋医学はこの分野でも勝利を宣言する。しかし、一八八〇年代から一九一〇年代に至るまでの三〇年余りの間に、脚気をめぐって西洋医学では十分に明らかにできない知の領域を、日本人の経験に基づいて探求する必然性が生まれた。それは食と健康に関する知の領域だったが、漢方医学では食養を大事にする考え方の伝統（医食同源）があり、食治法に強みをもっていた。そのような伝統的な知の様式にも影響されながら、西洋の栄養学の既存の知識とは異なる「食の知」が待望されることとなった。新しい〈癒す知〉を切り開く展望が切実に求められていた。石塚左玄の食養はこのような状況のなかから、生み出されたものである。

石塚の脚気との取り組み

脚気研究や脚気対策をめぐる以上の経緯を背景として石塚左玄の食養運動を見直すと、その理論や方法はずっと理解しやすくなる。もちろん食養運動は脚気だけを相手にしたものではない。むしろ健康生活全般にわたって有効な食養法を示そうとしたものである。しかし、石塚にとって脚気と食事の関係は、健康と食事の関係全体にとってのモデルとなるような重要な意義をもつ事柄として受け止められたのであろう。石塚の勧める食物は日本食を貫き、副食を抑制しつつ、白米食の害を防ごうとするものだった。森林太郎と高木兼寛の立場のそれぞれから一部を取り上げ、他の部分を斥けた食養を提案するものとなっている。陸軍に属し、薬剤官として化学の立場から適切な食事について考察する研究に携わっていた石塚にとって、さほど奇異な思いつきではなかった。

『化学的食養長寿論』には脚気の治療に関わり、石塚が学術報告を行ったことが書かれている箇所がある。大阪の陸軍では堀内軍医監の建議によって一八八四年以来、米麦混食の麦飯を採用して大いに効果をあげたが、その理由がなぜか明らかにされていなかった。そこで、一八九四年二月から三月にかけて、石塚は大阪の陸軍医学会、大阪医学会及び大阪の緒方病院において、これはナトロン塩とカリ塩との比によって説明できることを論じた。これに続いてさらに、石塚の同僚の村瀬薬剤官が『軍医学会雑誌』第四五号（一八九一年）に発表した論文も紹介されている。米（精米）と麦（挽割麦）に含まれるミネラル（灰分）と塩類の量を比較したものだ（表4参照）。それによると麦のカリと燐酸《りんさん》の量が米のそれの三・六倍、六・〇三倍に上るという。これが麦飯が脚気に効果ある理由ではないかと村瀬は示唆している。この報告を受けて、『軍医学会雑誌』第四八号で毛利軍医は麦食の治療効果について燐酸の働きが重要だと論じ、米七分麦三分の麦飯では治療効果が不十分なので、米三分麦七分に変えるべきだと論じたことも紹介している（『化学的食用長寿論』、一六四－七ページ）。石塚は脚気問題に対して確かに食養論による答えを示そうと考えていた。

カリ塩とナトロン塩の比率に注目する石塚の食養論が、窒素と炭素の比率に注目する高木兼寛の脚気食治論とよく似た形をもっていることも気になるところである。ただし、これには別のヒントがあったようだ。石塚はカリ塩とナトロン塩に注目した理由として、ドイツの生理学者と思《おぼ》しきケムメリヒによる実験に示唆を受けたことをあげている。ケムメリヒは二匹の犬に十数日間にわたってカリウムと食塩を摂取させ、体重の増減や性格の変化を調査して顕著な変化を観察した。結果はカリ塩を食した甲犬はナトロン塩を食した乙犬より二五〇パーセントも多く体重が増えた。そして甲犬は強壮快活怜悧《れいり》となり筋肉隆々だったのに対し、乙犬は憂鬱性となり、顔貌《がんぼう》憔悴《しょうすい》鬱々《うつうつ》として食欲減退の様子

表4　米麦中の灰分と塩類の量の分析表

品目	米麦各六合中の量			灰分及び塩類の分析配合量									
	重量	乾燥物	水分	灰分	加里	曹達	石灰	苦土	酸化鉄	燐酸	硫酸	硅酸	格魯児
精米	八七八、〇	七六二、九	一一五、一	二、九七五	〇、六四五	〇、一六四	〇、〇九六	〇、三三三	〇、〇三六	一、五九七	〇、〇一八	〇、〇八二	〇、〇〇三
麦	六七五、〇	五八二、一	九二、九	一三、一六六	三、九〇五	三、一七九	〇、三六〇	一、三六五	〇、一五一	五、八〇八	〇、一五六	〇、一六八	〇、〇五八

だった、続いて逆の食事をとらせると、今度は乙犬の方が三五〇パーセントも多く体重を増したという(同前、一一ページ)。

西洋医学による養生論?

石塚はまた、白米食の弊害が幕末期以降に強まって脚気が増大したとして、その理由を精米法の変化に求めている。高度に精米した白米が増加し、玄米の甘皮を全脱するようになった。このように精製することにより、澱粉《でんぷん》に混じるミネラルの量が減少するというバランド(Balland)の説もある。美観美味にひきずられたために、日本人の食生活が変化し、明治維新以降、病気が増加した。こうした問題を正しく理解するには化学の力を借りる必要がある。「化学を以てせさる飲食物の理論解説は恰《あたか》も撥《ばち》なき爪弾《つまび》き三味線《しゃみせん》の音響に於るが如し」(同前、一四四ページ)。しかも「食物開化」が進むと必然的にナトロン塩に比してカリ塩が少なくなってしまう、そのことを示しうるのは、化学だけなのだという。

石塚はすべての食品に含まれるナトロン塩とカリ塩を数値化して示し、これをもとに正しい成分構成による献立を組み立てられると考えている。このように個別の成分を取り出して多くのものを比較し、数値化して示すという発想は、近代科学の方法にのっとったもので、後に佐伯矩《ただす》らによって普及される実践的な栄養学のやり方とも形式的には一致している(萩原一一九八五)。主著が「化学的」

と名づけられているように、生化学者として身を立ててきた石塚は、西洋の近代科学に対して基本的に肯定的である。石塚に西洋的なものへの反発があったとしても、それは主に西洋の食習慣に対するものであり、近代科学への信頼は十分に保持されている。

脚気をめぐって漢方医と西方医が競い合うなかで、石塚はもっぱら西方医の立場に立ち、近代化学的な方法を用いて解決策を探っていたように見える。石塚は近代自然科学、とりわけ化学に高い信頼を寄せ、そこから健康問題解決の鍵となるものを得ようとしていた。これは石塚が近代科学の訓練を受けた化学者、薬学者であったことを考えれば、当然のことかもしれない。石塚の著書には、『検尿必携』『観薬精義』といった純粋に自然科学の分野のものがある。確かに食養運動の理論の核心には、化学的な概念と成分分析の方法がある。しかし、方法論的に近代科学を採用しながら、石塚は世界観(コスモロジー)や生活様式という面では、むしろ日本の文化伝統から引き継いだものを守ろうとしている。化学への強い信頼の念と養生論的な伝統知への親しみが隣り合って共存しているのが石塚の食養論の世界である。

4 食養運動と養生論の伝統

食治法をめぐる科学と文化

食養の運動は脚気をめぐる近代医学の混迷と深い関わりをもって成立したが、これを医学の歴史という文脈だけから見ていくのでは不十分である。事実、『化学的食用長寿論』は医学書として遇され、『中外医事新報』（第二九一号、一八九六年）に「論説の是非特質に至りては固《もと》より学者の議論を経ざるべからず、而《し》かも立論斬新なる一著述として之を歓迎せざるべからざる也」と評されただけでなく、『日本人』（第二五号、一八九六年）のような論壇雑誌で次のような紹介・論評もされていた（『通俗食物養生法』の巻末）。

泰西《たいせい》の食料を言ふ者先《ま》つ蛋白質（窒素的）分量の多少燐酸質分量の多少に因りて営養（栄養―筆者註）の多少を測定す是れ在来食養の大標準たり而して著者の大標準や是に拠らず、加里《かり》塩と曽達塩との衡平に因《よ》りて営養の多少を測定せんとす其説欧州の蔬食《そしよく》論者（ヴェジェテリアン）に拠らず概言せば穀食論者（シリヤリアン）として一世に呼号せんとするもの、通篇を一読せば著者の大なる記憶家、応用家、雑駁《ざっぱく》なる読書家随筆的薬剤家なるを知り頭脳奇警にして苟《いやし》くも聞く所読む所を利用し且つ之を自家にて却て新鮮なる資料と化成するの能力を有することを證し其の手帳には欧文漢文を抜粋せるもの将《は》た又見聞する所を随記せるもの累々山の如くなるを想ふに足る、是を以て立説時に奇警資料特に豊富なるも推理の所断定の所に至れば割合に漠乎《ばっこ》たるの感なきにあらず（中略）然れども要言せば此著や実に欧米の食養学世界に対し亜細亜《アジア》の東隅より挙げたる一喊声《かんせい》にして其の食養学世界を警起する少からざるべし（後略）

石塚の著書は科学の世界に属しながら、文科的な取り扱いを受けるべきものとも見られていた。科学書というより読み物的な味わいをもった書物という評価は他にも見られる。現在の読書人にとって、本文四六三ページのこの本はとても読みやすいものとは言えないが、当時は博識で儒教仏教などの教えもひかれ、科学書としては例外的におもしろうから人が耳を傾けるのはむりはないと評されてもいた（『大阪朝日新聞』一八九六年八月、萩原－一九八五、四九ページから要約）。

このような論評は、当時、科学に基づき、国家主導で進められていた「衛生」の動向のなかで本書が占めている独自の位置を示すものである。明治維新後の日本は西洋の近代科学と近代的な制度習慣の導入に懸命となった。伝統的な「養生」に対して、新たに「衛生」の観念が導入され、身体や環境の統制にきわめて大きな影響を及ぼすようになった（鹿野－一九九五、など）。明治中期のコレラの流行は、この衛生の普及にとってたいへん重要な契機となった。衛生の範疇からはいくらかはずれるが、この時期、食生活においても大きな転換が起こり、食をめぐる国民の態度に急速な変化が生じてくる。養生論に基づく「食養」に対して、近代医学や生理学に基づく「栄養（営養）」の観念が登場し、食生活の変化を促し、正当化する言説を形づくっていく（萩原一九八五）。栄養は近代国家が国力増強のための重要な領域として注目した「衛生」の基軸の一つだった。

しかし、この「養生」から「衛生」への移行は必ずしもなめらかに進行したわけではない。明治の衛生行政の責任者として「衛生思想普及」に骨を折った長与専斎《ながよせんさい》が新設された内務省衛生局の初代局長となったのは一八七五年のことであるが、さっそく取り組んだコレラ防疫から民衆の抵抗にあって行き悩むことが多かった（瀧澤一九九八、第二章「「衛生思想普及」の文化構造」）。国家の強制力を背景に科学根拠によって行われる衛生行政実務が、民衆には理解できず、コレラ防疫のための患者の隔離や交通遮断に対してなかなか協力が得られなかった。

衛生論の欠陥と養生論の伝統

そこで民衆の内発的な協力をとりつけるために、衛生思想を普及させることが急務と考えられるようになった。そこで一八八三年には大日本私立衛生会が設立され、会頭は佐野常民《つねたみ》、副会頭は長与専斎が務めた。大日本私立衛生会は全国で通俗衛生演説会を開き、博覧活動を行った。役場や病院、時に劇場などを用いて行われた通俗衛生演説会では、二〇〇人から一〇〇〇人、時には二〇〇〇人もの聴衆が集まった。スライドが用いられることも多く、「衛生の一般論、急性伝染病の予防論、飲食論、小児養育論、婦人衛生論、民間救急療法」などが論じられたが（同前、五二ページ）、「養生法」など伝統的な論題が取り上げられることもあった。後に衛生展覧会が見世物的な側面をもつようになることからも知れるように、民衆の興味をひく出し物が求められ、そのためには伝統文化の健康（養生）概念・疾病概念にもふれざるをえなかったのである。

衛生思想の基調は西洋に劣らない健康を国民が獲得し、富国強兵を実現しようとするものである。普遍的な妥当性をもつ科学的知識の普及によって、それは可能になるのだと考えられた。「天ノ物ヲ生ズルヤ一視同仁豈《あに》西土ノ人ハ生来健康ニシテ東方ノ民ハ天賦尫弱ナルノ理アランヤ苟モ能ク衛生ノ道ヲ講ジテ疾病ノ患ヲ防ガバ彼ニ下ラザル健康ノ民ト為リ開明富強ノ国ヲ成スベキハ復タ疑ヲ容《い》レズ……」（同前、五八ページ）

しかし、他方、国民自身が自ら自己の健康を追及しようとする気もちを起こすことこそが重要だとする考え方もあった。たとえば長与専斎は、国家の主導する「衛生」を誤解すると、文明に依存する姿勢を植えつけてしまい、かえって不衛生、不養生を招きかねない。そこで、個々人の自発的な健康追及を促す精神性の育成が不可欠であると考える。そこで、「各自衛生法ノ要訣は身心ヲ鍛錬スルニ在リ武辺活潑ノ運動ヲ力《つと》ムルに在リ温保美食奢侈的ノ衛生ニ泥《なず》マズシテ風雪糲糠凡ソ肉体ニ耐ヘ得ル程ノ艱難ヲ忍ブベキ習慣ヲ積養スルニ在リ」と論じたり、「人間幸福ノ境界ヲ広クシ衣食足リ礼節整

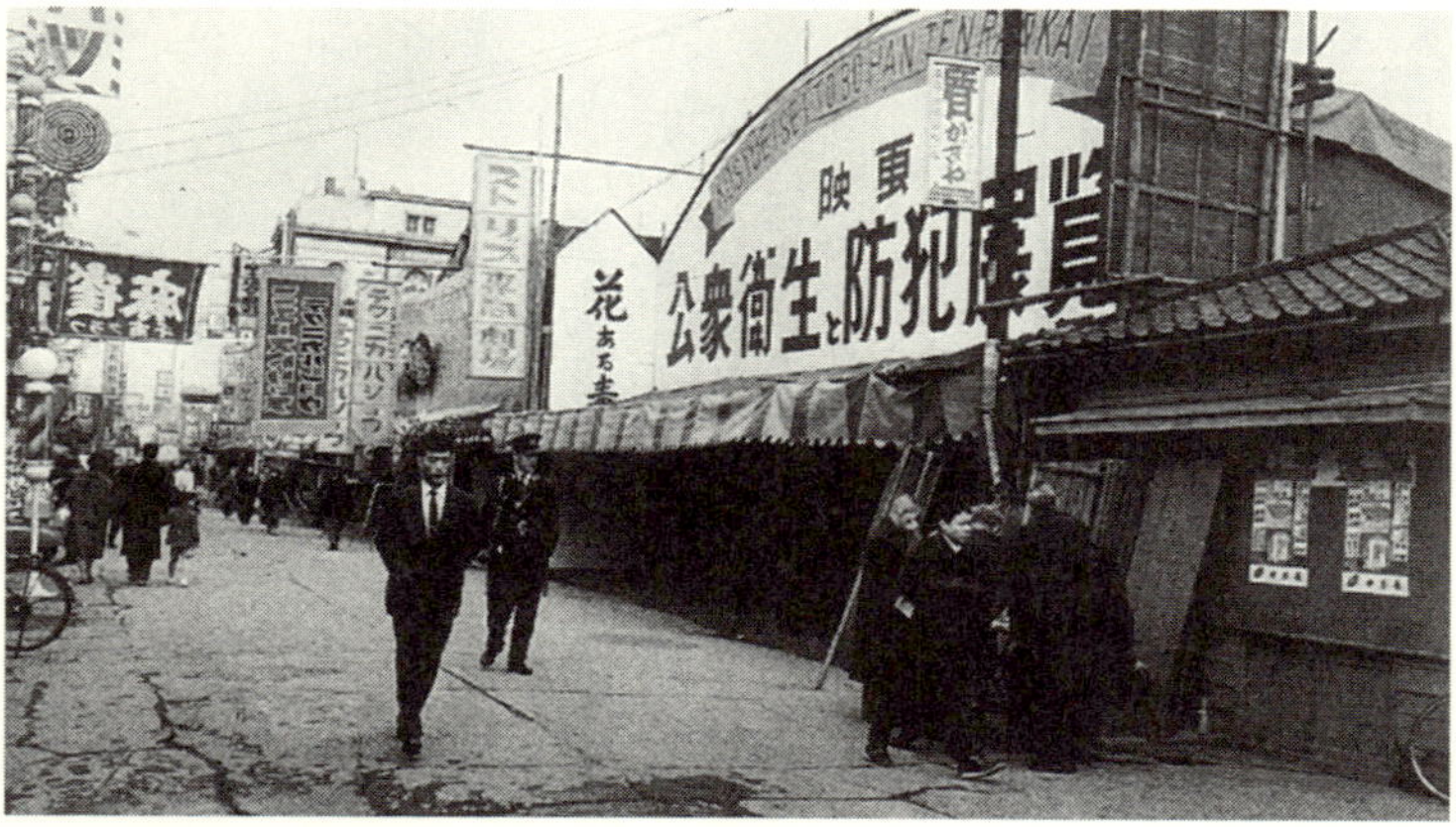

衛生展覧会（大阪）

ヒ智者ハ楽ミ仁者ハ寿《ひさ》シト謂フニ至リテ真ノ衛生ノ道」と説いたりする（同前、六一―二ページ）。養生の伝統のなかにあった精神性やそれに代わる何かを取り込むことが、衛生思想の普及という課題にとっても不可欠と感じられたのである。

近代衛生がある欠陥を抱えていると認知されたことを考慮に入れると、石塚の食養論が登場し、人々に広く受け入れられた理由がいく分か理解しやすくなるだろう。近代科学が健康を科学的知識の問題であり、専門家が啓蒙すべきものであると考えたのに対し、養生論の伝統を引き継ぐ人々は養生を文化の問題と見、宗教性や精神性と分かちがたいものと考えた。石塚の食養論は、この双方の関心を引き継いでいる。彼は科学者として無機物（ミネラル）の科学的分析の重要性を説き、人々を啓蒙しようとするとともに、養生道歌によって人々を導き、その著書の題名にあるとおり、「通俗食物養生法」を説こうともしたのであった。そこで、石塚の思想や運動の位置を明確化していくために、しばらく養生論の伝統を振り返ってみることにしよう。

明治以前の養生論の伝統

養生論は漢方医学と密接に関連したものであるが、相対的に独立した世界をもっており、明治維新後の西洋医学の導入の後も、漢方医学が後退していくなかで、独自の展開を続けていった。一九一〇年代以降の「霊動」や「精神治療」の運動、一九八〇年代以降の「気功」の運動の形成においても養生論的な思想の影響は無視できない。そこで、ここで養生論の伝統についてそのあらましについて述べ、食養運動との関連を理解する一助としたい。

明治維新以前の日本では、健康を維持し、長寿を実現するための実践として「養生」が必要とされ、そのための知識を組織化する「養生論」とよばれる領域が大きな力をもっていた。この「養生」の語はすでに中国古代に見えるもので、たとえば秦の時代の『呂氏春秋』には「生きることを知る者は、命を損うことはない。養生というのはこれをいう」とある（吉元一九九四）。現代の知の領域区分に従えば、医学や衛生の領域に属すると同時に、宇宙論や宗教の領域に関わるものである。後には儒教と深い関わりをもつようになるが、まずは道教とのつながりが太かった。道教には不老不死を目指す思想という側面があるが、そこでは養生は中心的な位置を占めるものとなる。そして、「道教医学」の養生の方法のなかでは、「服餌《ふくじ》」（服薬法）、「導引《どういん》」（運動法）、「房中《ぼうちゅう》」（性交法）などと並んで、「辟《へき》穀《こく》」（食事法）は重要な位置を占めていた。

養生の概念は日本にも古くから導入され、中国の医書や養生書を編纂した丹波《たんば》康頼《やすより》撰『医心法』（九八四年）は日本最古の養生論書とされる（以下、日本の養生論の歴史については、瀧澤利行の『近代日本健康思想の成立』一九九三年、『養生の楽しみ』二〇〇一年、によるところが大きい）。しかし、養生論が一般に普及するのは江戸時代のことである。江戸時代には儒教の影響を受けた「李朱医学」が全盛で、その思想圏に属する養生論が多数著されたが、そこには中国のそれとは自ずから異なる日本独自の内容も込められるようになってくる。時代が下がるに従って、武士も庶民も日常生活の福祉向上に強い関心を寄せ、貝原益軒《かいばらえきけん》の『養生訓』に代表される多くの養生論が出回るようになる。その影響は明治以降にも及ぶ。

養生論では人体の気を充実して無病長寿を達成することが目指され、そのために衣食住、性生活、呼吸法やその他の身体技法、入浴法、そして「心のもちよう」など、日常生活の万般のあり方が説かれた。その基調には欲望の充足を制限して、心身の安定を重視する節制（「節欲慎身」）論的な傾向がある。「養」の文字は「食事を勧める」という原意をもつと言われるように、養生論において「食」はもっとも重要な主題の一つであった。「食養」の語は中国に由来するものだが、日本の養生論のなかで独自に発展をとげてきた。石塚左玄の食養運動がこのような伝統の影響をたっぷり受けて形成されたものであることは明白だろう。

『近代日本健康思想の成立』には江戸時代から明治時代にかけての日本の養生論書が通覧されている。瀧澤が作成した一覧表のごく一部を書き抜いて示したものが表5、表6である。明治維新をはさむ二〇〇年の間、ある階層の人々にとって「身体をめぐる知」がかなりの連続性をもっていたことが想像できるだろう。一六世紀の曲直瀬道三《まなせどうさん》にすでに『養生俳諧』があるが、一八世紀末に多紀安元《たきやすもと》は『養生歌《うた》』という書物を著している（表5）が、そこにはたとえば次のような歌が記されている（瀧澤一九九五、七六ページ）。石塚左玄の「食養道歌」との類似は明白である。

表5　文化・文政・天保期養生論の刊行状況

年代	編著者名／書名
一七九四年（寛政六年）	多紀安元　『養生歌』
一七九五年（寛政七年）	圓田　得　『百世養草』
一七九七年（寛政九年）	本井子承　『秘伝衛生論』
〃	本井子承　『秘伝長寿法』
一七九八年（寛政一〇年）	山口雅楽　『古気奴都延』
一八〇一年（享和元年）	杉田玄伯　『養生七不可』
〃	谷了閑　『養生談』
〃	柳井三碩　『寝ぬ夜の夢』
〜	
一八三四年（天保五年）	鈴木朖　『養生要論』
一八三五年（天保六年）	平野元良　『養性訣』
〃	秋尾亭主人　『長生草』
一八三七年（天保八年）	平野元良　『玉の卯槌』
〃	伊東如雷　『摂養茶話』
〃	北山飽道　『無病長命富貴伝』
一八三九年（天保一〇年）	作者不詳　『精養要略』
一八四一年（天保一二年）	水野澤斎　『朱雀経験養生弁』
一八四三年（天保一四年）	沼義信　『簡易養生記』

表6　明治初年から明治三〇年までの「養生論」の刊行状況

年代	編著者名／書名
一八七二年（明治五年）	末頗曾児著／鈴木良輔訳　『養生新論』
一八七二年（明治五年）	土岐頼徳編　『啓蒙養生訓』
一八七三年（明治六年）	横瀬文彦／阿部弘國訳　『西洋養生論』
一八七三年（明治六年）	佐野諒元訳／小林為文訂　『養生手引草』
〜	
一八八〇年（明治一三年）	松山惟忠編　『養生談』
一八八〇年（明治一三年）	安田敬斎編　『通俗養生訓蒙』
一八八〇年（明治一三年）	村山義行編輯　『民間養生説約』
一八八二年（明治一五年）	竹尾寿平編／間瀬兵右衛門著　『民家日用養生法』
一八八三年（明治一六年）	永阪玄一郎　『養生小訓大意』
一八八三年（明治一六年）	高桑致芳編　『小学口授新撰養生訓』
一八八三年（明治一六年）	不詳　『養生抄言』
一八八六年（明治一九年）	鈴木玄龍著／近藤清龍記　『新編養生訓』
一八八八年（明治二一年）	尾立方実　『養生誘導草』

養生はその身のほどを知るにありほどを過ごすはみなふやうじやう
若き身の丈夫だのみの不養生やがて老後の後悔となる
身のうちのぬしはこころよ一身の安危はぬしの心にぞある
飲食は我身やしなふ為なるを口のためぞと思ふはかなさ
むましとも八分九分喰ば足とせよ十分ゆへに身の毒となる

また表6の二番目に出てくる『啓蒙養生訓』は全五巻の大作だが、著者、土岐頼徳《ときよりのり》は後に日清戦争の際、陸軍軍医部長として台湾での脚気防止のため、麦飯給与を主張し、石黒忠悳と対立した人物である（滝澤一二〇〇一、一七七一一七八ページ、山下一一九八八、四〇六一四一二ページ）。節欲を勧め粗食をいとわない養生論の系譜を継承する者にとって、麦飯の選択はごく自然な判断だったことだろう。

貝原益軒の養生訓

江戸時代の養生論の系譜がその後も大きな影響力を保ったことは、養生論書のなかでもっとも名高く、よく読まれた貝原益軒の『養生訓』が明治以降、現代に至るまで読み継がれてきていることによっても知られるだろう。石塚左玄の食養運動の特徴を理解するために、ここで『養生訓』の考え方の要点をまとめ、とくに食養に関する部分についてはやや詳しく紹介しておきたい（立川昭二『養生訓に学ぶ』二〇〇一年、は現代的な関心から『養生訓』を読み込んでいて、参考になる点が多い）。

『養生訓』は次の諸巻から成っている。

巻第一「総論上」、巻第二「総論下」、巻第三「飲食上」、巻第四「飲食下　飲酒飲茶　慎色慾」、巻第五「五官　二便　洗浴」、巻第六「慎病　択医」、巻第七「用薬」、巻第八「養老　育幼　鍼灸法」

巻三以降、具体的な養生法に入っていき、その初めに二巻をかけて「飲食」が論じられている。『養生訓』のなかでの「食」の位置の大きさが知れるだろう。だが、その前に総論があり、養生の基盤となる思想や世界観が語られている。養生論的な思考の影響力を理解する上で重要なのはこの総論の部分である。

益軒は健康にきわめて高い価値を置く。この世の生活の身体的側面を重視するわけで、現実主義、現世主義といってよいだろう。しかも「楽しみ」の意義が強調されている。「楽しむ」ことが「天地の道理」とまで言われている。現世肯定的で楽天的な思想ともいえるだろう。しかし、そこには欲を抑え、身を慎むという姿勢が伴う。人間と世界との間にはある緊張関係があり、健康を維持増進することは、そのような緊張関係を「薄氷を踏む」ように生きていくことと理解されている。達せられる目標は手近にあるもののようだが、それを十分に実現するには細心緻密な配慮や自己規律が必要と考えられている。

人身は至りて貴《たっ》とくおもくして、天下四海にもかへがたき物にあらずや。然るにこれを養なふ術をしらず、慾を恣《ほしいまま》にして、身を亡ぼし命をうしなふ事、愚なる至り也。身命と私慾との軽重をよくおもんばかりて、日々に一日を慎しみ、私慾の危《あやうき》をおそるる事、深き淵にのぞむか如く、薄き氷をふむが如くならば、命ながくして、ついに殃《わざわい》なかるべし。（貝原益軒〈石川謙校訂〉『養生訓・和俗童子訓』岩波文庫、二四―二五ページ）

……楽しみは是人のむまれ付たる天地の生理なり。楽しまずして天地の道理にそむくべからず。つねに道を以（て）欲を制して楽を失なふべからず。楽《たのしみ》を失なはざるは養生の本也。（同、五五ページ）

しかし、他方で現実を超えた次元、コスモロジー的な次元も保持されている。「天地」「天道」といった超越領域があり、そのような超越領域が「畏《おそ》れ」の念を喚起する。地上の親や君主は超越領域に通じる存在として「畏」の念をもって尊ばなければならない。

人の身は父母を本とし、天地を初とす。天地父母のめぐみをうけて生れ、又養はれたるわが身なれば、わが私の物にあらず。天地のみたまもの（御賜物）、父母の残せる身なれば、つつしんでよく養ひて、そこなひやぶらず、天年を長くたもつべし。（同、二四ページ）

身をたもち生を養ふに、一字の至れる要訣あり。是を行へば生命を長くたもちて病なし、おやに孝あり、君に忠あり、家をたもち、身をたもつ。行なふとしてよろしからざる事なし。其一字なんぞや。畏の字是なり。畏るるとは身を守る心法なり。事ごとに心を小にして気にまかせず、過

なからん事を求め、つねに天道をおそれて、つつしみしたがひ、人慾を畏れてつつしみ忍ぶにあり。（同、二九−三〇ページ）

また、個人の身体の次元では超越領域は「気」として現れる。「気」は生命の根源であり、養生の核心に関わる。心を平静にし、また、からだを動かして、「気をたもち」「気をめぐらす」ことが養生の秘訣である。「元気」を意識し、その源泉から発してくる生命エネルギーを流露させるのである。

人の元気は、もと是天地の万物を生ずる気なり。是人身の根本なり。人、此気にあらざれば生ぜず。生じて後は、飲食、衣服、居処の外物の助によりて、元気養はれて命をたもつ。（同、二七ページ）

人の身は、気を以（て）生の源、命の主とす。故（に）養生をよくする人は、常に元気を惜みてへらさず。静にしては元気をたもち、動ゐては元気をめぐらす。たもつとめぐらすと、この者そなはらざれば、気を養ひがたし。動静其時を失はず、是《これ》気を養ふの道なり。（同、五六ページ）

気を和平《かへい》にし、あらくすべからず。しづかにしてみだりにうごかすべからず。ゆるやかにして急なるべからず。言語をすくなくして、気をうごかすべからず。つねに気を臍《ほぞ》の下におさめて、むねにのぼらしむべからず。是気を養なふ法なり。（同、五八ページ）

天を畏《おそ》れ、天とつながっている元気に思いをこらし、気を保ちめぐらす。それには心を平静にし、身体の通常の働きを楽しみつつ、逸脱のないよう畏れをもって事に臨み、節欲慎身に努め、長生きする――これが貝原益軒の『養生訓』の教えの核心である。現世主義的であるが、その背後に天地の調和をつかさどっている天と気のコスモロジーがあり、生命《いのち》のつながりの希求とその根源たる超越領域への畏敬の念がある。「節欲」が強調されるのは近世前期の特徴で、近世後期になるともっと「欲」が肯定的にとらえられるようになるが（滝澤一二〇〇一）、それでもすでに「長生《ながいき》すれば、楽《たのしみ》多益多し」と述べられている。

近代科学の洗練を受けた石塚の食養論では、このような身体観、生命観、世界観はどのように受け継がれ、どのように変容しているだろうか。

5 食養会運動の歴史的位置

養生論的な思考

石塚式食養論のなかには、伝統的な養生論や宗教的食事観の反映と見ることができるものが少なくない。穀物中心で砂糖や副食をつつしむべきこと、季節のものをとるべきこと、果物には気を付けるべきこと、水分の取りすぎをきらうこと、美味に引きずられてはならないとすること、とりわけ欲望の満足を抑え控え目にすべきことなど、食事の実際面での保守性は明白だ。高木兼寛のように西洋食の導入に積極的だった人と対照的である。しかしそれにもまして、食を精神的価値に従わせ、また食を通して精神的価値を実現しようとする考え方が際だっている。石塚が儒学や仏教の素養をもち、儒学や仏教の価値観と食養を密接不可分のものと考えていたことは明らかである。節欲慎身に努め、暴力から遠い君子・覚者であることがその人格的理想である。

されは蔬食を専《もっぱ》らとして成人せし若輩の都会城下に移り立身出世して贅沢を極むるや口腹外の快楽に意志を用ひ泰然として只淡味の食物愈々《いよいよ》多ければ身体は益々胖《ゆた》かにして只久時《きゅうじ》の魂気愈《いよいよ》多きも腕力は益々少なく之に反して口腹外の快楽に意志を用ひず躁然《そうぜん》として只厚味の食物愈々多ければ身体は益々肥えて只一時の腕力愈々強きも魂気は益々少なしとす

田舎から都会へ出た青年が成功した場合、快楽に惑わされず高い価値を追及するのか、快楽を追い求めるのかによって、「腕力」に長ずるか「魂気」に長ずるかの違いが生じる。これは聖人となるか悪人となるかの分かれ目である。

況《いわん》や堯舜《ぎょうしゅん》の如き其容貌を以て評すれば痩人肉軟《そうじんにくなん》にして智身《ちしん》なるが故に至聖たり桀紂《けっちゅう》の如き其体貌を以て評すれば肥人肉厚《ひじんにくこう》にして才体《さいたい》なるが故に暴君たるの約束を免れざるに於てをや

快楽を抑えて質素な暮らしが容貌に現れている聖人と、快楽にまみれ贅沢が容貌に現れている悪人との相違が生じる。

嗚呼《ああ》何ぞ万物の長たる人の食物は外観的に依らず内観的に清浄無雑ならざる可からざるや無論にして啻に食能く人を健にし弱にし食能く人を聖にし暴にし食能く人を雅にし俗にするのみならず食能く人の心を軟化して質素静粛に勤勉し食能く人の心を硬化して華美喧噪に断行するに至る

（石塚『通俗食物養生法』、一七六－七ページ）

美味美観に引きずられた食物ではなく、内面的な清浄さをもった食物こそが人を真に健康で神聖で高貴な存在にすることができるという。ここでは石塚式食養が精神性（霊性）ある良い人生に資するものであることが当然の前提とされている。

自然科学的な思考と精神性

こうした考え方が江戸時代以来の養生論の系譜を引くものであることはすぐに理解できよう。しかし、たとえば貝原益軒の『養生訓』と比べたとき、石塚の養生思想では世界観的な前提に大きな相違が生じていることは明らかである。石塚は近代化学の前提となっているような自然科学的な世界観を受け入れているかに見える。カリウム、ナトリウム、窒素、炭素などの諸元素が物質的な基体として世界を構成しているという物理化学的世界像である。石塚は生命現象の特殊性について、あまり注意を払っていない。物質が生命とどのように関わるかという問題に関わる鍵概念としてたとえば「気」の概念があるが、石塚は「気」の概念にほとんど関心を向けていない。貝原益軒との大きな違いである。

ただし、石塚は「夫婦アルカリ」の概念によって陰陽和合《わごう》論的な世界観に近づいている。カリウムとナトリウムはさまざまな食物に微量に含まれている無機物として注目されているが、それは単に自然界の諸元素のごく一部を構成するものなのではない。実はカリウムとナトリウムは人間にとっての宇宙を構成する中心的な要素と見なされていることになる。なぜなら、食物こそ人間をつくるきわめて重要なものであり、その食物の体系のなかでカリ塩とナトロン塩が決定的に重要な役割を果たすものと見なされているからである。

石塚は眼差しを食物に注ぐ。食物こそ人生の核心に関わるものであり、したがって精神的価値の核心に関わるものだ。これは後のマクロビオティック（玄米正食運動）へと引き継がれていく、この運動の系譜の主要な特徴の一つである。

> 食浄《きよければ》則身固《もとより》浄心亦浄《もまたきよし》也食雑則身固雑《まじり》心亦雑也と啻《ただ》に言ひ得るのみならず無我無心の児を養育し之をして誘導しつゝ処世有為の発心《ほっしん》を奮起せしむるに於てをや故《ゆえ》に曰《いわ》く食は本なり心は末なりと（同前、自序、二ページ）

食事が清浄であれば身体も清浄になり、心も清浄になる。同じように、悟りを求める気高い求道心《ぐどうしん》も食から養うことができるのだ。

> 又釈迦が設けたる戒法の大主意たる発菩提心《ほっぼだいしん》や人の心魂を清浄にするは身体を清浄にするに在り

其身体を清浄にするは血液を清浄にするに在り其血液を清浄にするは即ち食物を清浄にする化学理法の食律を達観せし大智言にして……（同前、一八一―二ページ）

心を清浄にするという仏教の教えの大目標を、今や食物という物質的自然との交流を通して実現できる、その媒介が化学だという主張と読むことができるだろう。

カリ塩とナトロン塩の関係に精神的価値の核心を見る食物観は、自然環境の全体をこの観点から見る見方へと展開される。自然環境と人間との一体不可分を強調する「身土不二」の観念がそれである。それはまず、人間の生活形態が自然環境の多様性に従う多様性をもっていることに注目する考え方だ。文化の相対性の認識に通じるものがある。

……人類の発育保生に於ける食養の性道《みち》は実に至要至大《たいせつ》なるものにして邦国《くにぐに》の位置地形と寒暑湿乾と食物種類とに準拠し千差万別の食養法を為《なさ》ざるを得ざる可しと雖も之を要するに郷に入りては郷に随ひ俗に入りては俗に従ふ所の食養法を実行す可きは固より論を俟《また》ざる化学的の正理之れあればなり（同前、二ページ）

人間は環境によってつくられるものであるから、その環境に合わせた食事法により自然との適切な交流を行わなければならない。環境は多様で複雑であるから、食事もそれに従って多様となる。そのような多様な物質世界の状態の真相について知るのも科学の役割であるが、とくに化学が役に立つと考えられている。化学万能主義であるが、しかも特に有効と考えられているのはカリ塩とナトロン塩の分析に関わる限りでの化学である。

養生論と近代科学との間

このように考えると、石塚式食養論は養生論の世界でかつて気が位置していたところに、化学的な物質概念である元素をもってきたものであり、それもとくにカリウムとナトリウムに独占的な重要性を与えたものということができる。気が陰陽の二原理の関わりからなるものであるとすれば、石塚の自然界を見る構造的な枠組みは、養生論的なそれから多くを引き継いでいる。ただし、世界観の整合性という点では、やや一貫性のないものになっている。気は世界を構成する基体となる実在で、精神的価値とつながるものであるのは当然である。これに対して、カリウムやナトリウムは自然界の構成要素の一部に過ぎず、しかも精神的な価値とのつながりはあまり明確ではない。なぜ、カリウムとナトリウムが良き人生の核心に関わるものであるのか、形而上学的、原理論的な説明が欠けているのである。

にもかかわらず、カリ塩とナトロン塩とがかくも重要であるという考えに魅力があった理由は何だろうか。何よりもそれは、カリウムとナトリウムが自然について、とりわけからだ（身体）について唯一確実な知を提供できるはずの自然科学によって、その実在の確かさが示される元素だったからである。そしてそのような基底的な存在として、確かに個々人の生死の領域で、実効性をもつ知識に関わるものだと信じられたからである。後にビタミンが発見され、脚気問題が一挙に解決したことを考えると、石塚が微量の栄養素としてのミネラルに着目したことは、まったく見当はずれだったとは言えないかもしれない。しかし、たとえカリウムとナトリウムがある種の病気にとって決定的に重要な元素だったとしても、それを精神的な価値や形而上学的な原理と結びつける概念枠組みが欠けていたことはかわりがない。

石塚の〈癒す知〉は理論的な体系性という点では不十分なものだった。つまりそれは自然科学的な世界観に対する、代替《オルタナティブ》的な世界観としての体系性を志向するものではなかった。これは石塚が一方で近代科学的な体系的知識を身に着けようとしながら、他方で養生論的な思考のあり方にも身を沈めており、両者を対決させるという発想をもっていなかったことによっていよう。石塚の思考のなかでは伝統的な世界観と近代的な知識体系が整合性をもたないまま、折衷的に並存している。したがってそれは正統科学に対するオルタナティブを志向したものであるにもかかわらず、正統科学や近代的世界観と対決するという考えを欠いている。近代科学に対する疑いが、まだそれほどまでに育っていなかったといってもよいだろう。自然科学が発展していけば、これまで科学によっては十分に実現することができなかった精神的価値もいよいよ実現できる時が来るのではないか。そのような希望がなお支配的だったのである。

近代科学に対する疑いが鮮明になり、それに対する対決の姿勢が熟してくるには、なおしばらくの時間を必要とした。食養運動のなかでもやがてそのような姿勢をもった人物が登場し、石塚の食養論に含まれていた〈代替知〉としての側面を一気に拡充しようとするだろう。それが第四章で取り上げる桜沢如一である。

III

心理療法としての〈癒す知〉

1 日本の心理療法史と森田療法

医学的な診断の価値

日本独自の心理療法（精神療法）の創始者として知られる森田正馬《まさたけ》（一八七四―一九三八）は石塚左《さ》玄《げん》の食養療法に関心をもち、それを「通俗精神療法」の一つととらえ、「迷信」を強いるものとして厳しい評価を下している。〈癒《いや》す知〉の系譜のなかでの森田療法の位置をよく示すものなので、森田が石塚左玄にふれた箇所をやや長く引用しよう。

総《すべ》て病の治療には、先《ま》づ第一に診断といふ事が出来なければ暗《やみ》に鉄砲で、少しも其《その》方針を定める事の出来ないのは明らかである。俗療法には此診断といふ事がない、特に通俗精神療法は此の弊が多くて、気合術でも霊子術でも、病といへば何でもかでも一様に其の術を施すのである。嘗《かつ》て余は、故石塚左玄の食事療法を実験せんとて、同氏の診察を受けた事がある。同氏は余の顔を一見するや否や、出抜《だしぬ》けに余に対して、『君は便秘がある、足が冷える、美味いものを食ふからいけない。是から飯とゴマ塩とで沢山だ』などといつて、一ヵ月分の散薬を呉れた。丸で易者か観相術のやうなものである。これが決して適中するものではない。只先づ患者の荒膽を抜いて、万一多少なりとも患者の容態に符合する時には、患者は忽ち之に対して迷信を起すに至るのである。之が俗療法は多くは迷信療法たる所以である。医者でも、弁護士でも、常に必ず相手の訴ふる処の詳細なる事実を聴きただし、然る後初めて最も適当なる処置を施す事が出来る（森田正馬『神経質及神経衰弱症の療法』一九二一年、『森田正馬全集』第一巻、白揚社、一九七四年、三四七ページ、なお、『森田正馬全集』〈一九七四－七五年〉については、本章の以下の部分では「全集」と略する）。

森田は医学的な診断に高い価値を置き、その力を強く信じていた。「迷信」と区別される正しい知識が癒し（療法）の基礎にならなければならないのだ。では、その医学的な診断の知は、なぜ確かな

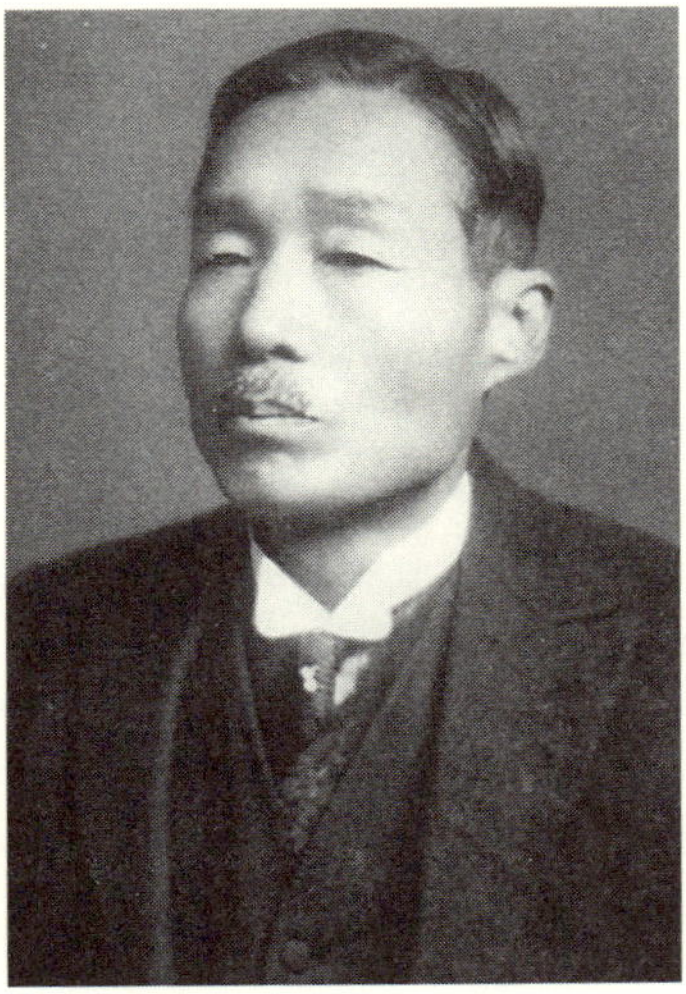

森田正馬

森田は高知県立第一中学校を卒業するのに8年かかり，21歳で熊本の五高に入学した．病弱の上，家出上京し，苦学しようとして失敗した．父との葛藤，弟徳弥の戦死（1904年），一人息子の正一郎の病死（1930年）の経験は森田の理解にとって重要だろう．

のか。自然科学のような「科学」であるからこそ、信頼できるのか。森田はそういう論じ方をしない。ここではむしろ、医者は弁護士と同じような専門家（専門的知識の保持者）であり、専門家は「詳細な事実を聴き出し」、そのように他者についての情報を把握した上で、専門的知識による判断を行い、適切な処置を行うからこそ信頼できるのだと述べている。この専門的知に基づく癒しのシステムこそ「精神療法」であり、その基礎となる「心理学」であると考えられている。その際、「精神療法」やこの文脈での「心理学」は科学をモデルとした知や技法ではなく、むしろ「人生観」に関わるものと見なされている。

森田療法の実際

ここで森田療法についてその成立期の実際を、森田自身の叙述に従ってあらまし記しておこう。森田正馬は病院で診療に携わりながら精神療法の研究を続け、独自の精神療法を確立した。それは森田が「神経質」とか「強迫神経症」と特徴づけた人々の治療に有効なものである。「強迫神経症」は一般の精神医学の用語法とだいたい一致するが、「神経質」は森田独自の用語法である。当時は、「神経衰弱」とよばれることが多く、近年は不安神経症という概念が用いられることが多い。森田療法についての最初のまとまった著書である『神経質及び神経衰弱症の療法』（一九二一年）には四三の症例が引かれているが、その第二例は「苦悶発作の例」と題されている（全集第一巻、二五八ページ）。

十九歳の中学生。之は第一例の如き下意識的のものではなく、又過敏性体質であつて、生来性の神経質の素質を持つて居る。（中略）或夜学校の演説練習会で、自分の演説が旨《うま》く出来なかつた事を不甲斐《ふがい》なく遺憾に思つて感情を興奮させた。普通人には有り触れの事であるが、之が本人には精神的の外傷となつたのである。其の夜家に帰つて後、更に演説の原稿を作つて夜中の一時過に至り、床に就いたけれども眠る事が出来ず、急に頭痛を起し、頭脳が朦朧《もうろう》混乱の感を起した処から、ふと近頃興味を以て読みつつある『変態心理』雑誌中の一人物を聯想《れんそう》して、自分も精神異常を起すのではないかと心配し、恐怖不安に堪《た》へず、其夜は終《つい》に不眠に明かしたのであつた。（中略）一週間許を経て少しく軽快を覚えたから、再び学校に出たけれども、授業に少しも興が乗らず、精神病に対する不安が去らない。散歩などして一時は気のまぎれる事もあるけれども、帰つて後益々不安不眠で、読書など少しも出来ず、屢々自暴自棄の態度となつて家を飛び出し、時と処とを撰ばず、心の駆るがままに委《まか》せんとした事があり、時には死によつて此の苦悶を去らんとさへ思つた事もある。

本人は分裂病のような精神病ではないかと恐れているのだが、その心配はまったくなく、「精神的病覚」が強いという「感覚過敏」の神経質である。ここで「精神的」というのは、現代風なら「心理的」とか「心因性の」という用語になろう。つまりは心理的な問題が大きいのだから、心理療法（「精神療法」）が有効ということになる。

患者がそのような診断を受けると、医師の管理下で療養生活を送る。それは四段階にわたる（『神経質及び神経衰弱症の療法』、三八一―三九四ページ）。

第一期　絶対臥褥《がじょく》

第二期　徐々に軽き作業。

第三期　稍《やや》重き身体的精神的労作。

第四期　不規則生活による訓練。

第一期はひたすら横たわって、何もしないようにしなければならない。その間に診断を進めるとともに、安静によって身心の疲憊《ひはい》を調整し、さらに「精神的煩悶苦悩」を破壊する期間である。第二期は庭に出て空気と光線にあたるようにし、したくなるほどに自然に軽い作業をする。また、日記をつけさせる。第三期は「鋸《のこぎり》ひき、薪割《たきぎわ》り、溝さらへ、穴掘等」の重い労働をさせ、また、読書をさせる。第四期は興味のままにやっている仕事や読書を中断させて第二期、第三期にしたがってきた自分の興味にもこだわらないようにする。学生なら勉強をさせたり、講演会や演芸等に外出するのを許したり、冷水摩擦《まさつ》をさせたりする。患者に「奮発心」を起こさせ、外での日常生活に慣れさせる鍛錬《たんれん》の時期である。

此の治療期間は長くとも一期間一週日で、四週間を以て終り、或は三日宛とすれば十二日間で此療法を終るのである。で、其（最初の――島薗注）三期間は全く社会と絶つて、家族との面会をも許さない隔離療法であつて、其の根本的の目的は、患者をして精神の自然発動、及び其の成行きを実験体得せしめて、自己に対する従来の誤想臆断を破壊し、総て物に拘泥するといふ事を廃し、大きくいへば仏教の所謂《いわゆる》無《む》碍《げ》礙《げ》（無礙解か――島薗注）といふ心的状態に導き、身心の自然機能を発揮させるのである。即ち身心の自然療法である（同前、三八二ページ）。

医学のなかの精神療法の位置

一九一〇年代に形を整えていったこの「精神療法」の〈癒す知〉のシステムは、その後も近代医学の知の基準にかなった適切なものとして、医療制度のなかに受け入れられ続けてきた。療法の内容にはさまざまな変化が加えられ、療養期間ももっと長くなった。京都の東福寺の門前の塔中《たっちゅう》寺院を用いた三聖病院では、現在、第一期が五―七日間、第二期が三日間、第三期が二〇日間、第四期が一〇日間となっている。森田療法がカヴァーするのは、神経症であって精神病は含まれない。神経症のなかでも限定された範囲のものであるが、その範囲のものに対しては顕著な治療効果をあげてきたと見なされている。

一九八六年の時点で、森田療法を行う医療施設は全国に一二カ所あり、その中にはもっぱら森田療法だけを行う高良興生院（東京）、鈴木知順診療所（東京）、三聖病院（京都）のような施設もあり、一般精神病院で森田療法に力を注いでいる根岸国立病院（東京）、三島森田病院（静岡）のようなもの

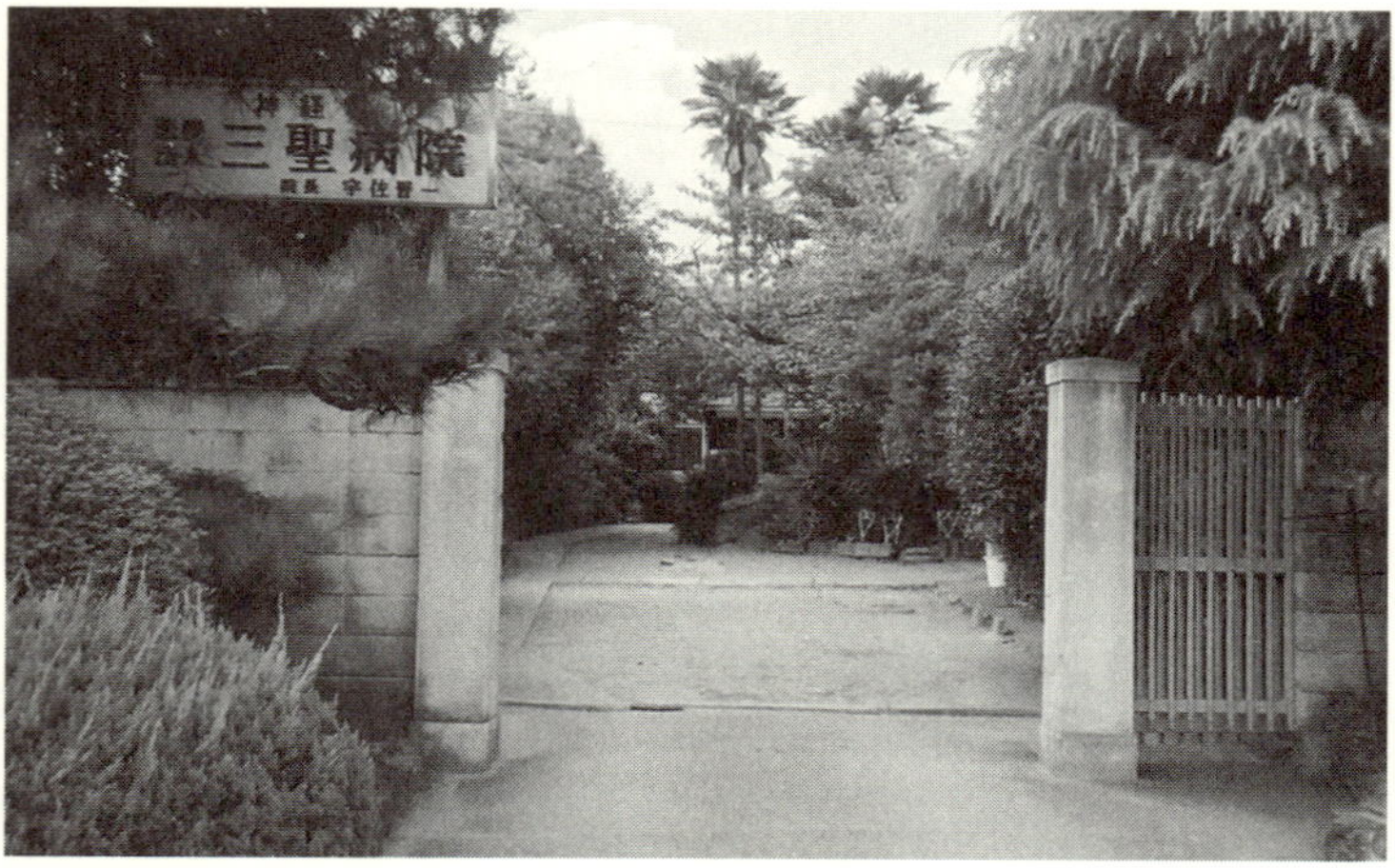

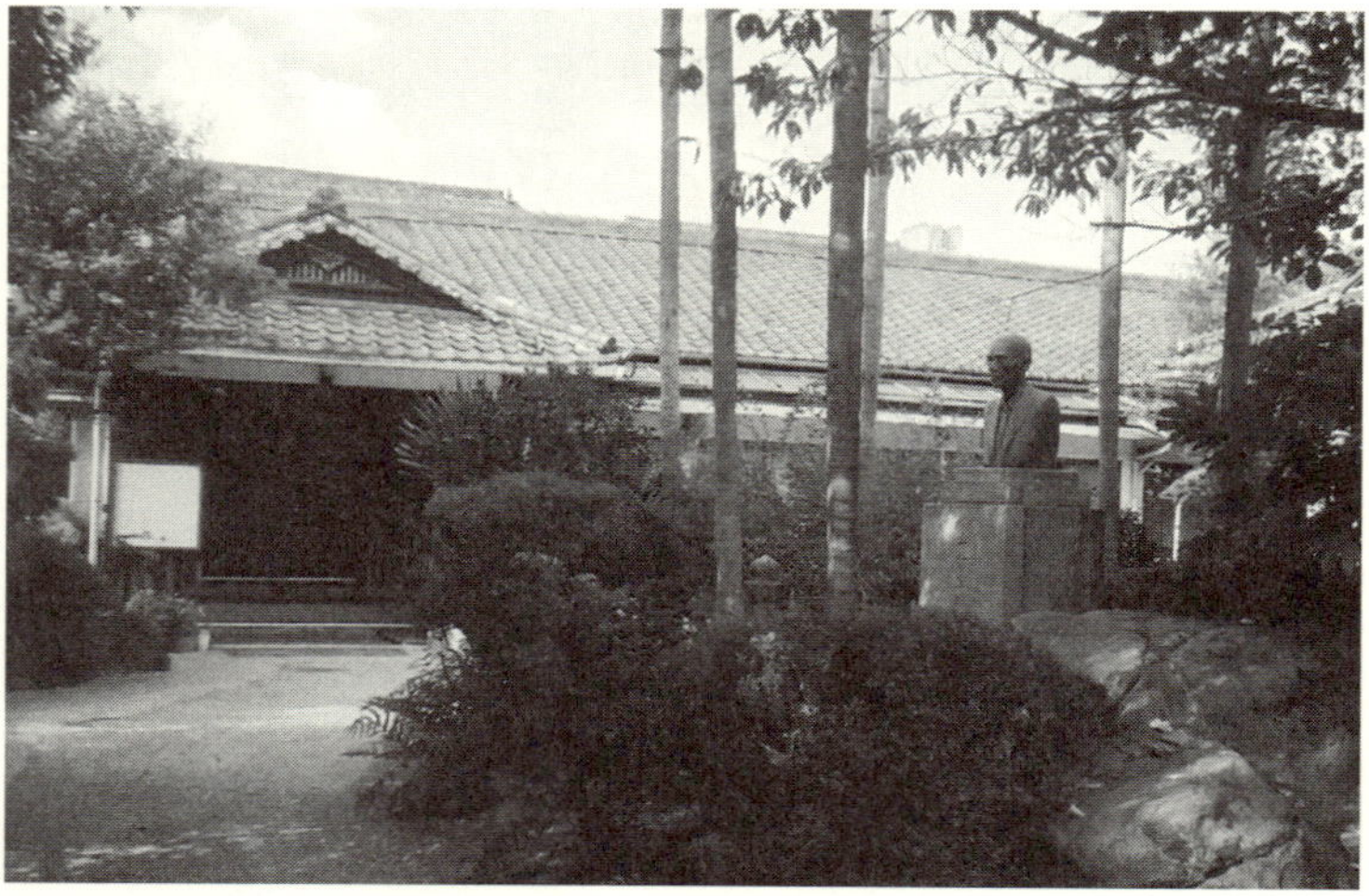

三聖病院（上：正門，下：診療棟，右に見える胸像は禅宗寺院の出身である創立者，宇佐玄雄）

表7　三聖病院の日課

日課と行事		時　刻	合　図	備　考
起　床		春夏秋期　午前6：30 冬　期　7：00	柏子木 ○○○○	春分の日～10月31日 11月1日～春分の前日
食事	朝 昼 夕	午前　7：30～8：00 午前　11：25～12：00 午後　4：25～5：00	○○	
作　業		午前　9：00～10：00 午後　1：00～3：30 午後　6：00～より	○	日曜日の昼のみ 午後1：00 ～2：00
講　話		水・金曜日 午後7：30～8：30 日曜日 午後2：30～3：30	○○○○○	
美術史 スライド		月・木・土曜日 午後8：30～9：30	○○○○○	
入　浴		月・水・土曜日 午後12：30～4：30	○○○	夏期は 月・火・水・金・土曜日
静　坐		火曜日午後8:30～9:00	放　送	
就　寝		午後　10：00	木　版	

もある。大学の総合病院で精神科のなかに森田療法専門施設があるのは、慈恵医大第三病院、浜松医大、九州大学などである。生前、森田正馬が診療を行っていた慈恵医大では、一九七二年に森田療法室が開室され、『森田療法室紀要』が刊行されている。森田療法学会の第一回の大会も一九八三年に慈恵医大で行われ、学会からは『森田療法学会雑誌』が刊行されている。森田療法は日本の通常の精神医学の一部に、確固たる地位を得ているといってよいだろう。

医学が科学であるなら、森田療法という〈癒す知〉は科学のなかにある場所をもつことができたことになる。しかし、医学のなかでも精神医学は科学の基準をはみ出す要素をたっぷり含んでいる。とりわけ「精神療法」

はそうである。森田療法はその精神療法の一つとして自己確立した。だから、そもそも精神療法とは何であり、精神療法において〈癒す知〉がどのようにして近代制度にかなうものとなるのかを問うていく必要がある。

心理療法と精神療法

ところで、「精神療法」という言葉と「心理療法」という言葉はどのような関係にあるのだろうか。英語ではどちらもpsychotherapyである。しかし、日本では精神科医療の枠組みのなかでは「精神療法」と訳され、心理臨床やカウンセリングの枠組みのなかでは「心理療法」と訳されてきた。では、両者を同じものと扱っていいかというとそうもいいきれない。精神科医療のなかのpsychotherapyと心理臨床のなかのpsychotherapyは異なる由来をもち、次第に接近してきてはいるものの、なお異なる歴史を背負った別個のものという性格を保ち続けているからである。

臨床心理学の組織的な展開は、二〇世紀初頭のアメリカの心理テストに遡《さかのぼ》るとされる。「異常な」人をあぶり出したり能力の優劣を判定して、人材の選別・統御の根拠にしようというものである。これは大学の心理学教室を基盤として、学校教育現場に普及していったものである。やがてそれは第一次大戦時に軍隊へと波及し、知能テストが軍隊における選抜と訓練計画に貢献することになる。第二次世界大戦時には、復員後の社会復帰の悩みに対応するためにカウンセリングが多用されるようになる。「臨床心理学」という言葉は、アメリカの心理学者ウィットマー（Witmer, L. 一八六七－一九五六）が一八九六年にペンシルヴァニア大学で「問題児」のための心理クリニックを開設した時から使われるようになったとされるが（恩田一九八八）、二〇世紀の前半はその普及は微々たるものであり、二〇世紀中葉がカウンセリングの急速な拡大期である（小沢二〇〇〇）。

日本では一九五〇年代初頭には「カウンセリング」という語はほとんど知られていなかったが、五〇年代の末にはこの語を表題に冠した書物（伊東博『カウンセリングの原理と方法』誠信書房、一九五七年）が急速に流通するようになった。Psychotherapy はある種の病気に対する医師の治療法の範囲から、学生相談室を典型とする幅広い心理臨床の領域へと拡充していった。

精神科医による「精神療法」に臨床心理士等による「心理療法」が加わって複合化していく展開は二〇世紀の初めから徐々に進行していった。今では精神療法と心理療法とを区別する根拠は薄まってきている。そこで以下の叙述では、基本的に「心理療法」の語を使うこととしたい。だが、森田正馬を初め、日本の精神医学者は「精神療法」の語を用い続けてきているし、精神医学史における psychotherapy を指すには「精神療法」の語を用いるのが適切である。だから文脈によって、精神療法の語を用いることもしばしば生じることになる。

では、精神科医療における精神療法は、いつどのように形成されたのだろうか。現代の精神医学史研究の大家、エランベルジェ（Henri F. Ellenberger, 一九〇五－九三）によると、「精神療法」という語は一八九〇年前後にヨーロッパの日常語に入ってきたという（エランベルジュ―二〇〇〇）。これに先立つ時期に精神療法にあたるものがまったくなかったわけではなく、フランスでは「道徳的療法（thérapeutique morale）」、ドイツでは「心理学的な救助方法（psychologische Hilfsmittel）」などという語が用いられることはあったが、まだ、まとまった専門知識の形をなすに至っていなかった（ジルボーグ―一九五八、一五六ページ）。

「神経の病気」はどうすれば治るか？

この経緯についての明快な説明は、エドワード・ショーターによる精神医学史の叙述に見られる（ショーター、エドワード―一九九九）。一九世紀後半に至るまで精神医療の処置は隔離（アサイラム）を主軸としたものだったが、次第にそうした処置を好まない医師と患者が増えていき、「神経」の病という概念を形づくっていく。「神経の病気」という概念は一七三〇年代に遡るが、一九世紀に入る頃から、「狂気」をいいかえる言葉として次第に広まっていく。これは「脳の疾患」といいたくないという動機を含んでおり、半ば婉曲語法であったが、他方、「神経の疲労」「神経の過敏」という生理学的病因論が次第に力をもってくる過程を反映してもいた。

一九世紀にはヨーロッパで精神病・神経症者の湯治がさかんになり、水治療法クリニックが増大した。一八五八年から七九年までの間にアインハウゼン地方の湯治場の医者が診た七〇六三人の患者のうち、二一一一人、つまり約三〇パーセントが、精神科的ないし神経科的問題をもっていた。湯治場では症状によって冷たい水や温かい水につかったり、それをかけたりする水治療法の他、電気刺激療法やマッサージなどもなされていた。

同時代の一八六九年、アメリカでは電気刺激療法士、ショージ・ビアードが「神経衰弱」(neurastehnia)を「発見」し、その治療法として休息が有効であることが確認されていく。神経の過労による病を休息、あるいは適度の活動によって癒そうという自然科学的、生理学的な発想によるものである。一八七〇年代から八〇年代にかけて、アサイラムへの収容を主要な処置とする精神医学者と並んで、「神経学者」が神経の疲労による神経衰弱を休息療法によって治療するという理解が、サイラス・ウェア・ミッチェル(アメリカ)、ウィリアム・プレイフェア(イギリス)らによって広がっていく。だが、そこでは心理学的な要素が大きな位置を占めているとは考えられていない。神経生理学的な神経症理解が優勢だったのである。

「神経衰弱」やヒステリーに心理学的な要因が大いに関係しているという理解が成り立ち、精神療法という概念が受け入れられるようになるのは、以上のような「神経の病気」の理解が広まった後のことである。一八八〇年代にフランスでは一八世紀の終わり頃のフランツ・アントン・メスメルに端を発する催眠術が、再び精神医学で注目を浴びるようになる。ナンシーのイポリート・ベルネームが治療に催眠術を利用し、さらに催眠をもたない暗示をも有効だと考えるようになる。これに学んだアムステルダムのファン・エーデンとファン・レンテンヘルムが「精神療法的暗示クリニック」を開設し（一八八七年）、グラーツのリヒャルト・フォン・クラフト＝エビングが私立神経クリニックで「心身的療法」を用いるようになる（一八八六年頃）。やがてサンペトリレールでポール・デュボワとジュール＝ジョゼフ・デジェリーヌが説得療法を確立する（一九〇四年）。そしてフロイトの精神分析による精神療法が巨大な影響を与える時代が来る。

呉秀三の役割

日本で刊行された精神医学の著作に目を向けると、すでに一八九五年に刊行された『呉氏精神病学集要　後篇』（吐鳳堂書店）には、「治法通論」のなかに「精神療法」という項目があり、約一一ページにわたって叙述がなされている。

「呉氏」というのは日本の精神医学の基礎を確立した呉《くれ》秀三（一八六五―一九三二）のことであり、この本はクラフト＝エビング（von Krafft-Ebing）らの精神医学者の書物からの抜き書きを呉が集成した編訳書である（精神医療史研究会編『呉秀三先生――その業績』呉秀三先生業績顕彰会、一九七四年、参照）。この書物では、「精神療法」と「身体療法」が対置されており、前者は身体を媒介せずに直接、精神に影響を与えようとするものとしており、その位置づけは重い。呉自身、後に詳しい精神療法論を展開することになるが、その萌芽がここにかいま見える。門脇真枝《さかえ》の『精神病学』（博文館、一九〇二年）では、「精神的療法」の扱いはやや簡略だが、それがたいへん重要であるという考えは書きとどめてある。「精神療法」を主題とした書物は、石川貞吉によってすでに一九一〇年に刊行されている（『精神療法学』）。石川は後に『実用精神療法』（人文書院、一九二八年）という書物も刊行している。

呉秀三から精神医学の薫陶を受けた森田正馬が、呉の精神療法論に大きな影響を受けたであろうことは容易に想像できよう。このあたりの事情は、野村章恒《あきちか》による森田正馬の評伝が詳細に伝えている。森田が東京帝国大学医科大学を卒業したのは一九〇二年七月、呉秀三と面会の上、精神科医局に助手として入局するのは一九〇三年一月である。同年一二月、森田は助手の地位のままで大学院入学を許可される。その日の日記には「今日、私の大学院入学の許可が来た。テーマは、『精神療法』についてである」と記されている（野村－一九七四、七三ページ）。

呉秀三は当時から、精神療法の研究にかなりの精力を注いでいたと思われる。日本人による最初の精神療法論の書物を著した石川貞吉は、呉門下で森田の先輩だった。呉のまとまった精神療法論は、一九一六年に公にされている（青山胤通撰、林春雄・富士川游・尼子四郎・宮本叔編『日本内科全書第弐巻第三冊　精神療法』吐鳳堂、一九一六年、後にわずかな変更を加え、「精神療法ニ就テ」と題して『東洋学術雑誌』第三四－三五巻、第四二六－四三八号、一九一七－八年、に掲載）。その内容は主にヨーロッパの学者の精神療法論に学びながら、東京帝国大学の講義のなかで育てられて来たものと思われるが、森田はそうした講義を聴講し、やがてその知識をもとに診療経験を積みながら、自らの精神療法の構想を練っていったことだろう。森田は一九〇六年から七年にかけてビンスワンガー（Otto Binswanger）とディークホフ（Chr. Dieckhoff）のドイツ語論文の翻訳を学術雑誌に掲載しているが（「精神病療法梗概」「精神病性神経病ノ精神療法綱概」、ともに全集第一巻所収）、それらは呉の精神療法研究の一部を担うものでもあったに違いない。

2 呉秀三から森田正馬へ

呉秀三の精神療法論

事実、呉の長編論文、「精神療法ニ就テ」（四百字詰め原稿用紙に換算しておよそ二百数十枚に及ぶ）を見ると、そこで述べられている呉独自の考え方や用語法が、さまざまに森田の精神療法論に引き継がれていることがわかる。といっても呉の叙述の大枠は、西洋で形成されてきた精神療法論の枠組みに従っている。だから、呉の精神療法論は西洋のそれと、日本風の特徴が濃厚な森田のそれとの中間に位置するようなものとしてとらえることができるだろう。森田療法を日本の独自の精神療法としてとらえるとすると、呉のそれは森田療法を導き出す媒介者の役割を果たしたと言える。西洋の精神療法には乏しくて、呉において、さらに森田において拡充してくる要素をどう名づけるかはこの章の論究の核心的な課題に関わる。ここではそれを「世界観」的な論点とよんでおくことにしたい。宗教的なコスモロジーや死生観・人生観の要素をもつが、理論的な、ときには科学的な言語をまじえて語られる思想である。自然についての包括的な解釈が含まれているという点では、学的な洗練を経ていない「自然哲学」「自然神学」ともよぶことができるような論点である。

呉は冒頭で「精神療法トハ病人ノ精神ヲ材料トシ、精神的方法ヲ用ヒテコレヲ救治スルヲ目的トス」と定義している。「精神的方法を用いて」はまた「感覚観念を介して」とも言い換えられている。身体の病気の治療では、薬を飲ませる「化学的療法」や手術などの「理学的療法」が優勢である。しかし、身体の治療に際しても精神に働きかけるのが有効だ。また、化学的療法や理学的療法でさえ、付随的に精神的影響を及ぼす。だから身体療法と精神療法は密接にからみあっているが、直接、精神に働きかけるものを精神療法とする。つまりは大脳皮質の興奮を喚起するのを主要な方法とするものだという。このように論文の最初の数ページでは、身体の病気の治療にも関わるものとして精神療法が取り上げられている。

精神療法の類別

しかし、本質論が終わり具体的な治療法の話になると、論述はにわかに精神科医療に限定されていく。ここからが本論であり、そこではまず精神療法の類別がなされ、次の表が提示される。

一、全般的療法（個人的療法・環境療法・安静療法）

二、叡知的療法（作業療法・遺散療法）

　　理解的叡知療法（教誨法・説得法）

　　　推感的療法

三、意志的療法

四、感動的療法

これは呉の体系的な思考を示したもので、一は患者が何（誰）からどのような働きかけを受けるかという観点からの叙述である。「個人的療法」というのは医師が働きかけるものであり、「環境療法」と「安静療法」は医師が働きかけない側面をあげている。二―四は一のすべての側面を含むが、とくに「個人的療法」が主体をなすものの下位分類と見てよい。つまり、「知情意」（二が「知」、四が「情」、三が「意」）の三つの側面から、精神療法を類別している。わかりにくい用語は「遺散療法」と「推感的療法」だろう。「遺散」は「気晴らし」にあたるもので、「作業」に対して遊び、娯楽、休養などを指している。また、「推感」は「暗示」とも言い換えられている。催眠療法はこの推感療法のなかに入る。また、「叡知的療法」の下に「作業療法」「遺散療法」が括弧内に入っているのはわかりにくいが、これらは間接的な働きかけの方面から見たものである。そうした間接的影響を加えながら直接的に追及されるものがあるのであり、それらは教誨法、説得法、暗示療法ということになる。もっともこの体系は徹底したものではなく、叡知的療法に含まれるはずの教誨法のなかに感動療法の要素が含まれているなど、分類枠をはみ出すものがあり、便宜的分類を越えていないのかもしれない。

この直接的精神療法という論点において、呉は人間の心理の動き（ここでは「精神的」とよばれているもの）に分け入って、患者がどのようにして症状や病因の克服をなしうるかを考察している。だが、そのなかには少々恐い内容も含まれている。教誨法のなかには「賞罰」によるという治療法があり、「罰」の方は「懲戒」を指す。つまり患者をこらしめる方法だ。教誨法には他に「宗教的哲学的教誨」も含まれている。患者の意志にそって行われるなら、宗教的哲学的療法は大いに効果がある。とくに死の観念は重要だ。「宗教及ビ哲学ニシテ死ヲ天命トシ或ハ正理ナリト教ユルモノハ、精神療法上ニ至大ノ意義アルモノナリ」。「死ハ避クベクニアラズ」、「コレ天命ナリ」、「正理ニ基ヅキテ死スルハ幸福ナリ」という信念があれば、「疾病ニ対スル一切ノ恐怖ハ、忽ニ一掃セラル」だろう。医師も解剖台上の屍体を観想して、「天ノ命、死の義」を悟るのが好ましい。何人も平素より努めるべき修養であり、それが「罹病ニ対スル最貴最良ノ薬石ノ随一」であるという。

心気症と移精変気

次に説得療法であるが、これは先述のデュボワ（Dubois）ら西洋の医学者の理論によっているが、同時に東洋の伝統にもかなったものであると論じている。ここで呉がとくに注目しているのは、病気を恐れることが病気を悪化させる結果を招くような精神疾患であり、「心気症」とよばれるものである。心気症の概念は呉秀三から森田へ継承され、日本の近代医学用語として定着していく。森田は「ヒポコンドリー（hypocondria 現在の定訳は「心気症」――島薗注）とは、呉先生が心気症と訳された」としているが（全集第一巻、二五二―三ページ）、呉自身は心気症の語を、幕末維新期の医師、今泉玄祐の『療治夜話』（一八六〇年刊）からとってきている。今泉は「人ハ七情ニ由テ病ヲ生ズルコト多キ者」といい、それを「心気病」とよぶ。そして、「能ク其心気病タルヲ診シ得テ此移精変気ノ法ヲ行フトキハ言外の奇効ヲ得ルコトアル物也」といい、「心気病」は「移精変気」の治療法により、癒すことができると論ずる。では、「移精変気」とは何か。以下は呉が引用している『療治夜話』のさわりである。

夫《そ》レ移精変気トハ移ハ移シ易ル也。即《すなわ》チ精神ヲ移シ易ル也。変ハ変ヘ改ムル也。即チ是心ニ迷ヲ生ジテ病ヲ醸シ為スコトアリ。其時其病ノ根元ヲ尋求テ其迷ヲ説解テ其病ヲ已《イヤ》スノ法也。医ノ万病ヲ療治スル必ズ此意ヲ心ニ含テ療治スベシ。中ニモ心気病ノ如《ごと》キハ是非ニ此法ヲ行ハザレバ啻《ただ》ニ服薬ノミニテハ中々治スルコト能《あた》ハザルモノ也。（呉秀三編『医聖堂叢書』三―四ページ、『東洋学術雑誌』第四二九号、一九ページに引用）

ここには中国医学の影響の下で日本で根づいた、伝統的な医療から内発的に形成されてきた精神療法の概念が示されている。

今泉玄祐は寛政九年（一七九七）生まれの漢方医で、京都で学び、白石（宮城県南部）の片倉氏の侍医となり、一八七四年に没した（菊田定郷『仙台人名大辞書』仙台人名大辞書刊行会、一九三三年）。主著『療治夜話』二巻は一八六〇年の刊行で、呉秀三が編んだ『医聖堂叢書』全一巻（思文閣、一九二四年）の冒頭に収められている。初編の上巻が「移精変気」にあてられており、今泉玄祐にとってこれがもっとも重要な医学的考察課題であったことが知れる。

今泉は古来からあった「移精変気」の概念を拡充し、新しい意味内容を盛り込んだ。「移精変気ノ法ハ最広キコトニテ其時ニ臨ミ其人ニ応ジテ之ヲ行フベシ」として、(1)「術ヲ以テ病者ノ心ヲ転ジテ治スルコトアリ」、(2)「言語ヲ以テ病者ヲ説諭シテ治スルコトアリ」、(3)「法ヲ以テ病者ノ心ヲ変シテ治スルコトアリ」、(4)「疑惑ニ由テ病ヲ生ジ其疑惑ヲ解テ病治スルコトナリ」、などと分類していく。すなわち近代的な診断法や治療法に近いやり方で分類説明し、いくつもの治療例をあげていくのである。石川貞吉の精神療法論が世に出るのに先立つこと、ちょうど五〇年の業績である。

諸療法と伝統的な養生法

呉秀三は今泉の整理をそのまま使ってはいないが、西洋の精神療法の類別との並行関係に気づかなかったはずはない。移精変気はまずは説得療法に対応するものとして引かれている。だが、それは何も新奇なものなのではない。そもそも説得療法の「大本ハ、肉体ハ精神ニヨリテ左右サルモノト云フコトニ」あるとする。そして、「東西トモニ昔時ハ多ク治療ニ応用セラレタリ」として、日漢の文献資料からその例をあげている。さらに、病を恐れることが病を増悪させるので、その理を「悟得セシメル」ためにはあえて病人の注意をそらせるような策略も用いるべきだという。ここで、呉は「不問療法」に触れているが、これは森田療法でも用いられる用語である。つまり、「病人ノ舛誤《せんご》セル観念及ビソレニ基ヅキタル感情・行為ニハ少シモ注意ヲ払ハヌ様ニ見セカケテ……ソノ病的観念ヲ忘却シ遂ニソノ湮滅《いんめつ》ヲ見ルニ至ル」のを目指すのである（同前、二五一―二六ページ）。これから見ていくように、ここには森田療法の核心に関わる精神療法の考え方が述べられている。

呉は説得療法に対してはたいへん積極的に評価したが、暗示療法（推感療法）に対しても治療にどのように用いることができるか詳しく論じている。もっとも暗示に頼りすぎることには問題があるとして、暗示にそれほど高い評価を与えていない。また、暗示療法の一部として催眠術療法が、また暗示療法に続いてフロイトの精神分析法も丁寧に紹介しているが、それにとくに共鳴しているようには見えない。精神分析法に対してはとくに手厳しい。ちなみに精神分析法は最初に掲げられていた精神療法の類別のどこにあてはまるのか明確でない。暗示的療法に類するものという評価だろう。それに続く意志的療法と感情療法の説明は、もっと積極的である。そこで伝統的な養生法が引き合いに出されていることも注目に値する。

とくに感情療法について、「気」への言及がなされているのは興味深い。呉は「感情」の程度が強く、急激なものを「感動」とよぶ。そして、「感動療法ハ東洋ニ於《おい》テハ古クヨリ行ハレタリ」と言い、『素問《そもん》』（漢以前に遡るとされる中国最古の医書、『黄帝内経《こうていだいけい》』の理論編）から「移精変気」に言及した一節を引いている。また、貝原益軒《かいばらえきけん》の『養生訓』の次の一節を引いてもいる。

心ヲ静ニシテ躁ガシクセズ、緩ニシテ逼《せま》ラズ、気ヲ和ニシテ荒クセズ、言ヲ寡《すくな》クシテ声ヲ高クセズ、高ク笑ハズ、常ニ心ヲ喜バシメテ濫《みだり》ニ怒ラズ、悲ヲ少クシ、返ラザルコト悔マズ、吾身ヲセメテ二度悔ズ、只天命ヲ安ンジテ憂ヘズ、コレ心気ヲ養フ道ナリ養生ノ士カクノ如クナルベシ

（『東洋学術雑誌』第四三七号、二四ページ、『養生訓・和俗童子訓』岩波文庫、五一ページに対応箇所）

また、ここで推奨されている療法が、森田療法の実際に近いものであることも注目すべきだろう。たとえば、意志的療法を「精神練習法」とよび、意志の力で徐々に不安を抑制し、外出する力をつけていく方法について解説を加えるなどしている。このように呉は、教誨、説得、暗示、意志の訓練、感情の訓練を通じて患者を精神的に変容させ、医療による治療に導くことができると論じていた。

科学なのか、世界観なのか

以上、呉の精神療法論のあらましをたどってきた。呉は確かに今泉玄祐の『療治夜話』に注目し、日本の伝統医療の中の精神療法的な局面を参照していた。しかし、精神療法論の大きな枠組みはやは

り西洋の精神医学における精神療法である。それは、臥褥、安静、作業、説得、暗示、水治法や電気刺激など、あらゆる方法を用いて精神病や神経症の患者に「精神的」（心理的）な影響を及ぼし、病気を治療しようとするものだった。治療の展望をもたずに隔離するのではなく、治療可能な「神経」の病として理解された精神病や神経症を癒そうとするさまざまな試みをまとめて精神療法とよんだのだった。

一九世紀末になって広まったこの精神療法は、精神科神経科の患者の生活指導、精神指導をしながら治療効果をあげなければならないという、発展する医療の枠組みから必然的に導かれるものであった。西洋医学における精神療法は、科学の勝利の時代に精神科神経科の入院治療の合理化、医学化によって導き出されたものであり、呉はそれを日本に導入するのに力を尽くした。呉は精神科医療を人道的なものにする運動を進めていたが、これは精神科の入院治療の合理化の試みの別の側面である。「精神療法ニ就テ」の序論に当たる部分の末尾で、呉は次のように述べている。

第一医師トシテ具備スベキ精神的条件ハ慈愛深ク、能ク耐忍シ、克己心強ク、深ク世事ニ通ジテ、応対ニ嫻《ナレ》テ巧ニ、職務ニ熱心ニシテ労苦ヲ更ニ厭ハザルコト等ナリ。此様ニシテ、単ニ医師ト云フノミナラズ、病人ノタメニ師トナリ、友トナリ、ソノ原因的治療ニノミ注意ヲ払ハズニ、人格ノ力ニヨリテソノ病症ノ精神的方面ト戦フコト、最モ必要ナリ。医師ノ人格ハ病人ニ対シテ薬剤ト同一ナル効果ヲ与フルモノナリ。（同前、第四二六号、一七ページ）

精神科医は患者を人格的に癒すべき使命をもっている。だが、ここでは癒しを導く世界観的な洞察が強調されることはない。呉は西洋のたくさんの医学者による専門医学書をひもとき、精神科医療で効果があると推定されるさまざまな精神療法を列挙していく。確かにその一方で、中国や日本の伝統医療の養生思想や宗教などの世界観に言及し、それらが深い洞察をもつが故に、治療に役立つことを説いてもいる。だが、この種の疾患は確実に克服できるという特定疾患に注目することもないし、これという中心的な治療方法を見出すこともない。包括的であるが、一貫性に乏しく、したがって適用については個々の医師の判断に任せるほかないような叙述であると言えよう。それは「科学」の基準に照らしても、「世界観」のスタイルとして見ても、なお試論的な段階にとどまっていた。

森田療法と呉の精神療法論の違い

一九〇三年以来、府立巣鴨病院（後の松沢病院）にあった東京帝国大学医学部の精神科教室に所属して診療に携わりつつ、呉の指導の下で精神療法の研究に取り組んでいた森田正馬が骨を折ったのは、これを近代的な専門家によるシステムにふさわしいものに練り上げることだった。模索期の森田による論考で、後の森田療法に直接のつながりをもつものとして注目に値するのは、次の五編だろう。

「精神療法」（『医学中央雑誌』第五巻第一〇号、一九〇八年）

「精神療法の話」（『婦人衛生雑誌』第二三三号、一九〇九年）

「神経衰弱性精神病性体質」(『人性』第五巻第五－六号、一九〇九年)
「心身の関係」(『小学校』第一〇巻第一二－一三号、一九〇九年)
「児童の恐怖——精神病学的方面」(『児童研究』第二一巻第三号、一九一七年)

これらの著述を見ると、大筋で呉の精神療法論の枠組みに従いながら、森田独自の考えを練ろうとしている様子がうかがえる。「精神療法」は呉の枠組みにほぼそのまま従ったものだが、森田らしい論述として、医師の権威に従うべきこと、合理的であるべきこと、「迷信」を排除すべきことの主張がある。「御前ノ病ハ治ル」「憂フルニ足ラヌ」と単純に繰り返すという形で暗示を用いるのがよいとしながら、「之ニ依ラシムベク知ラシムベカラズ」であり、「医師ノおーそりちーニ心服セナケレバナラヌ」と森田は論じる。それが「迷信」を避ける道だというのだ。

併シ斯様ナ暗示ヲ与フルニ就《つい》テモ我々ハ成ベク患者ノ迷信ヲ起ス事ヲ避ケナケレバナラヌ、単ニ結果ガ良イカラ其手段ハドウデモ宜《よ》イトイフコトハ我々甚ダ賛成シナイ事デアル、即チ我々ガ灸ヲシテモダメダ、御祈禱ヲシテハイカヌトイフテ止メルノハ其理由デアリマス、即チ成ルベク理性的ニ真理ノ方ニ患者ヲ導クヤウニシテ、迷信ニ陥ル事ノナイ様ニ注意シナケレバナラヌ。(全集第一巻、五三ページ)

もう一つ、「心身の関係」で詳しく述べられているが、森田は心身一元論に共鳴しながら心身相関が重要であることに注目しつつあった。精神療法の文脈では、これは説得療法のように言葉や理論で諭すよりも、生活を規律づけることを重視する方法と関係している。「心身の関係」という論文は、身体を通して生活の形を整え、それによって精神に好影響を及ぼすことができるという信念にそって著されたものである。人の行動は「運動理由」と、「感情」に従うところが大きい「衝動」との双方に規定される。人は観念によって動かされるが、それ以上に身体的規律や習慣づけによって生じる衝動に従うものである。そして、身体化された規律から効果ある人格向上が可能になる。そしてこの心身相関の知識は専門家が保持するものなのだ。

即ち此運動理由と衝動とは必ず常に相須《あいま》つて其適度を保たねばならぬものでありまして精神の修養道徳の涵養《かんよう》等にも常に必ず注意せねばならぬ事であります。則ち是等の関係を知らぬ素人の教育の徒《いたず》らに修身倫理の道理を教へて自ら盡《つく》せりと思ひ其衝動を養ふ事を知らぬは害あつて益なき事であります、此衝動を養ふはつまる所各其事にあたる事、実行、習慣によるの外はありません。

（全集第六巻、三〇六ページ）

こうした理論的な模索の背後で診療経験が蓄えられ、森田療法の確立がすでにもう目の前に迫っていた。こうした新しい理論的な実験を試みる一方、森田は独自の診断、治療の実験をも積み重ねつつあった。では、その頃、森田は実際にどのような診療の試みに取り組んでいたのだろうか。

3 森田療法の形成

下宿通院から家庭入院へ

呉の指導に従い、東京帝大で（つまりは巣鴨病院で）研究を進めながら、森田は慈恵会医院医学専門学校（高木兼寛《たかぎかねひろ》創立、後の慈恵医大）で精神医学を講じていたが（一九〇三年以来）、大学入学が遅く、すでに妻もあり経済的に楽ではなく、自宅で診療を行って生活費の足しにせざるをえなかった。一九〇七年に大学の籍が抜けるが、呉が勧めた千葉医学専門学校の教授の職を迷った末に断り、根岸病院を主たる仕事の場とするようになった。三三歳にしてよくやく生活は楽になる。だが、その後も自宅を精神療法の場とした診療は続き、その経験が森田療法の確立を導き出していく。妻、久亥《ひきい》の急逝（一九三五年）の後に書かれ、久亥の生涯と二人の交流の足跡をたどった『久亥の思ひ出』（神経質研究会、一九三七年）には、その間の事情が簡潔に語られている。

余の神経質に対する現在の療法を実行し始めたのは、大正八年からであるが、其以前には、時には患者を近辺の下宿屋に転宿させて、現療法の生れ出づる前期の療法を施してゐた事もある。処が其頃、巣鴨病院の看護婦長が、長く神経質に悩んで居たのを、余は妻と相談して、其人に「転地保養の積りで、余の家に来てはどうか」と勧めた。そして其人は、余の家の二階に同居して、一ヵ月余りも、家庭の人と同様に、掃除など手伝ッて居る内、不知不識《しらずしらず》の間に、症状が軽快して、勤務に堪へるやうになッた。／これが動機になッて、余の家庭的療法を思ひ付いたのである。家庭的療法であるから、特に久亥の助力が大きかッた。治療上の助手ともなれば・看護婦ともなッた。現在は、余の助手や・研究生も多くて、手も揃ッて居るが、創業時代は、中々妻の働きの必要があッた。特に不潔恐怖の患者は、必ず一度以上は、妻に叱られ・泣かされて、初めて治癒の緒につくとかいふ事が多かッた。（中略）（全集第七巻、七五一―七五二ページ）

一九一九年（大正八年）は下宿通院療法から家庭入院へとかわり、理論的にも実際的にも森田療法が確立した年とされるが、それはこの年の四月の、この巣鴨病院の看護婦（永松看護婦）の治療がきっかけとなっている。もう一つ、森田療法を導き出した大きな診療経験は、一九一五年の八月八日に生じている。森田の没後に見出された「自分史メモ」とでもいうべき『我が家の記録』には「精神性心臓症ヲ只一回ノ診察ニテ根治ス。適切ニ本症ヲ治セル第一例ナリ。患者ハ十年来心悸亢進《しんきこうしん》発作ニ悩ミタリシモノナリ」（全集第七巻、七八九ページ）とある。この症例は、森田療法を初めてまとめた書物である『神経質及神経衰弱症の療法』に、四三あげれている症例の「第一例」として引かれているもので、次のように要約されている。

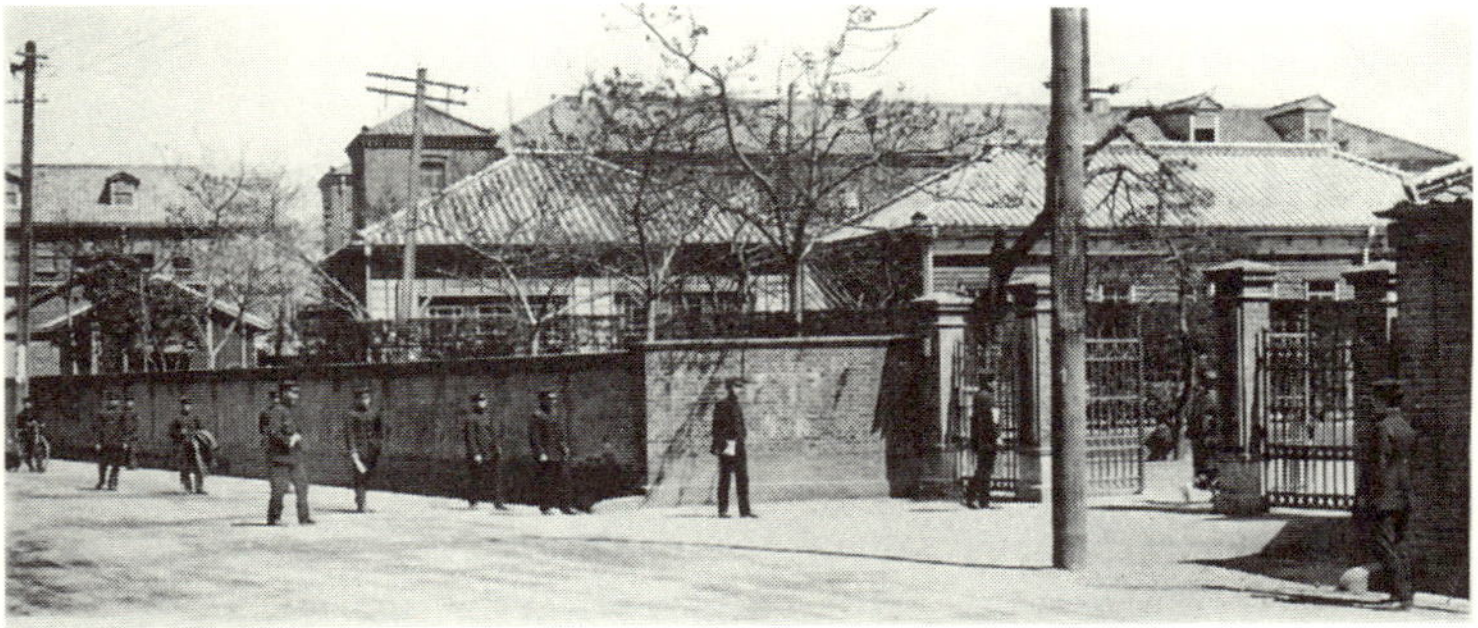

東京慈恵会医院（1911年）

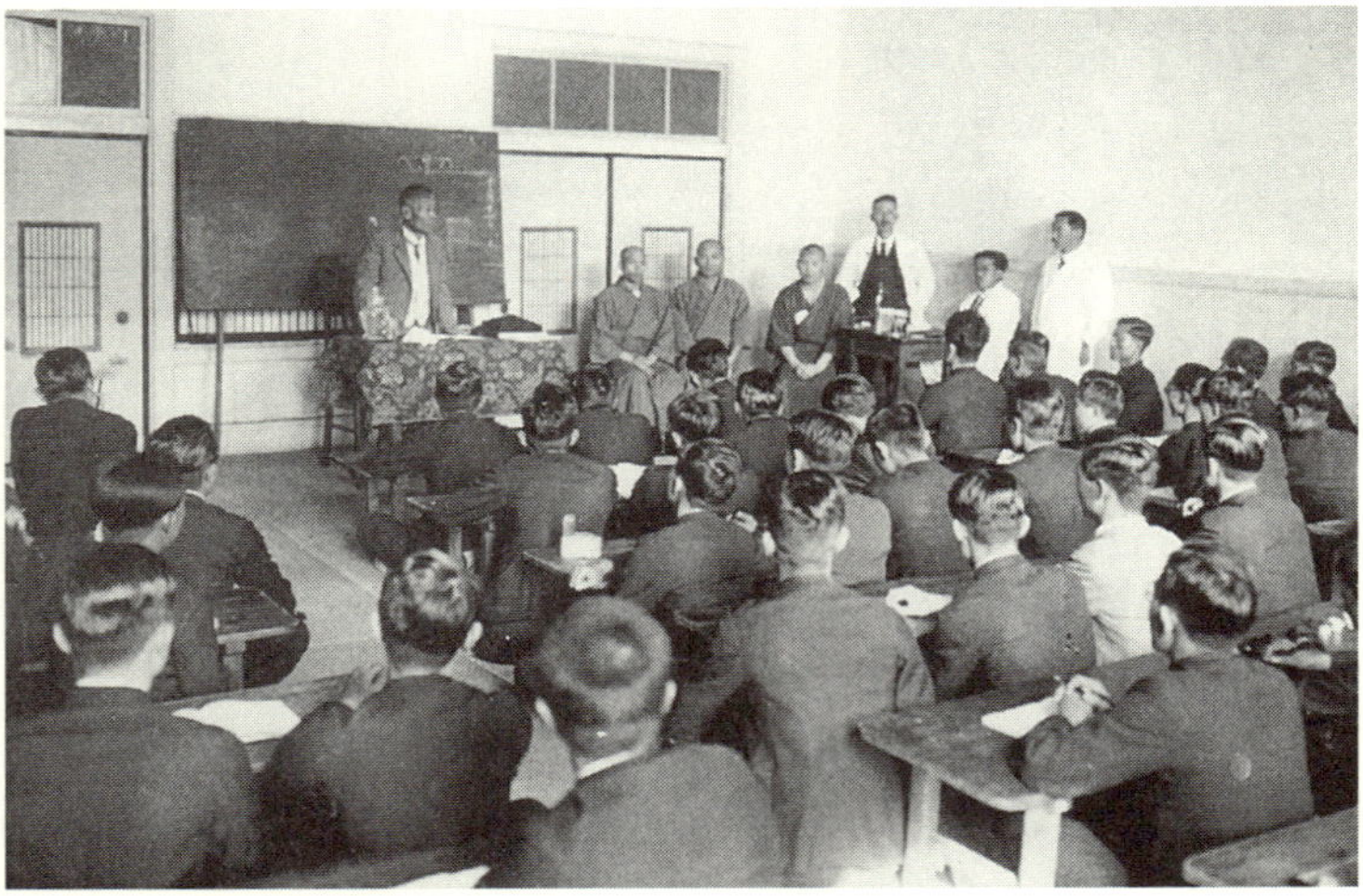

根岸病院で講義する森田正馬（1931年）

三十歳の農夫、生来強壮であつたが、二十歳許《ばかり》の時、或る親戚の同年輩のものが肺炎で死んだのを看護した事があつた。後、時日を経て、或日夕食後突然心悸亢進を起し、脈拍は百二十から百四五十許もあつて、死の不安に襲はれ、倒れたまま物をいふ事も出来なかつた。直ちに医者を呼び、凡そ二時間許も経て漸《ようや》く落付いたのである。其後同様の発作が、初めの間は殆んど毎日、主として夕方起り、後には月に数回起り、三年許も持続し、後一時治癒したが、幾許ならずして再発し、一ヵ月数回、同様の発作に悩まされた。其の為め農業も思ふやうに出来なかつたが、最近には二十日許前、農事中卒倒してから以来、毎日特に夜中に発作が起り、其の度に医者の注射を受けて恢復するのを常として居つた。(全集第一巻、二五五—六ページ)

最初の治癒症例

この患者はからだは頑健で栄養状態もよいが、自分が心臓病だと信じ込んでしまっており、そのためにもっぱら心理的に心悸亢進が起こるのだ。脈をとると九〇にも上っているが、これはどんな診断を下されるかと心配(「予期感動」)したためだと説くと患者も納得する。階段を何回か昇降させてみても脈拍の異常は生じない。まったく心理的(精神的)な原因によって心臓(身体)に異常が生じる症例である。森田はこれを「死の恐怖発作」として、次のように説明している。

で、其の発作はどうして起るかといへば、初め例へば餅菓子でも食つて、胃に不快の感を起して、胸内不安の感を起すとか、或は寝て居る時に、将《まさ》に眠らんとする時など、下肢の軽き攣縮《れんしゆく》を起して、びつくりして心臓の鼓動が亢《たか》まる時など、胸内不快の感を起すと同時に、嘗《かつ》て見た処の人の死の苦悶が連想され、後には自己の心臓病であるといふ事と聯合して、恐怖の感動を起し、恐怖の感動は生理的に当然心悸亢進等を起すものであるから、患者は益々心悸亢進を感じ、其の感じは益々恐怖を起し、此の心悸亢進と恐怖とが交互作用によつて益々不安となり、死の苦悶を起して前後不覚となるのである。で、強い感動といふものは、其の種類は何であつても、常に意識に溷濁《こんだく》を起すものであるから、其時の前後の関係を自ら細かく認識する事が出来ぬ。即ち前に『虫が知らす』といふ事に就いて説明したやうに、単に其の結果のみ意識して、其の起るに至つた関係は意識しない。之が彼の所謂下意識説の起る所以《ゆえん》ではあるまいか。即ち下意識といふ事は、神経質の本態なり原因なりでなく、単に一の条件である。此の患者は、嘗て人の死を見て感動を起したといふ追想はあるが、之と現病との関係に就いては気が付かないので、即ち下意識の作用になつて居るのである。（同前、二五七ページ）

「虫が知らす」（虫の知らせ、「予覚」）についての森田の考えは、この本の少し前に登場する。たとえば、「今日は子供が大きな怪我をしたのではあるまいか」というような念慮はたえまなく起こっているのであり、自覚されていないだけである。ある想念がうかぶきっかけがあってそう考えたのだし、そうした考えはのべつ生じているのだから、あたるものは百に一つもない。ところが、たまたまその事柄が起ると「其の強い感情のために、心が其の方に奪はれてしまつて、此の考への起るに至つた処の筋道の聯想は、恰《あたか》も平凡の夢を忘れるやうに、意識から脱してしまふ。即ち其時の強い感動のみが残つて、ふと超然の何物かが自分の心に感通したやうに感じ、従つて之を『虫が知らす』と名づけるのである。（中略）これが常に斯の如き迷信の起る理由である」（同前、二四七ページ）。

これが森田が「神経質」と名づける病気、あるいは病的素質が発動するメカニズムの急所となるものの一つである。ここでのキイタームは「感覚」と「注意」の「精神交互作用」であり、「執着」である。

心臓の鼓動が響くとか、普通人に日常有りがちの事をつい〳〵感覚すると共に、之を病的に非ずやと疑ひ、一度此の疑ひが起れば、注意が常に其の方に引付けられ、為に微細に且つ屢々感覚するやうになり、従つて注意は益々其の方に過敏となり、感覚は愈々鋭敏となる。で、此の感覚と注意と互に益々募つて行くといふ所謂精神交互作用により、終には之を病的と信じ、感情は常に之に執着して、憂慮、恐怖、不安となるに至るのである。（同前、二五四ページ）

この「注意」と「感覚」の「精神交互作用」について、森田はたくさんわかりやすくおもしろい説明を加えている。自我に「執着」することによって、特定の事柄に注意しすぎるために、できるはずのことができなくなってしまう。たとえば、丸木を渡るとき、丸木が地面においてあれば何でもなく渡ることができるが、地面から何メートルも高いところにあると、あぶなくて渡ることができなくなる。「之は周囲に気が付いて、落ちた時の危険を予期恐怖するからである。神経質の物事に躊躇、逡巡するのは之と同様の関係からである」。気がつき過ぎるために拘泥、気おくれが起こり、悪しき自己暗示へと落ち込んでしまう（同前、三二一―三ページ）。

説得ではなくて体得

以上の説明を聞くと、自らの心理を合理的に理解することによって、治癒が可能になるのであるから、デュボワ（ヅボア）が主張するような説得療法に近いアプローチをとることができるように思われるかもしれない。上記の「第一例」は一回の面接の際の説得によって治癒に至ったのだった。しかし、これは神経質にも至らない症例だからである。もっと深刻な神経質や強迫神経質の場合、説得療法では間に合わない。合理的な心理解明を行い、患者にそれを納得させることが必要なのだが、そのためには合理的説明だけでは不十分なのだ。実はこの点にこそ、森田の着眼点、強調点の一つがあった。この点は、森田療法についての最初の論文である「神経質ノ療法」（一九一九年）の主要な論点の一つとなっている。

余ノ療法ノ着眼点ノヅボアト特ニ異ナル点ハ、余ハ或ル方法ヲ患者ニ授ケテ或事柄ヲ体験、体得セシムル事ヲ主トシ、然ル後極メテ簡単ニ之ヲ批評解釈シテヤルニ止マリ決シテヅボア氏ノ如キ「論理ノ力ニヨリ徹底的ニ説破スル」トイフガ如キ困難ト煩雑ノ法ヲ取ラナイ事デアル、例へバ余ハ或ル四十三歳ノ男、半年許《ばかり》前ニ偶然電車ノ内デ下肢運動麻痺《まひ》ノ発作ヲ起シテ以来、月ニ数回、多キハ数日間続キ、特ニ朝起時ニ発作ニ苦シムモノニ対シ、診察ノ結果之ヲ神経質ト診断シ、余ハ之ニ対シ、「今夜寝ニ就ク時、明朝其発作ヲ起サント念ジ力《つと》メ、発作起リタル時ハ自ラ其状況ヲ委《くわ》シク観察スベシ、決シテ医ヲ招クベカラズ若シ発作起ラザレバ数日間続ヒテ同一ノ事ヲ試ムベシ」トイフ意味ヲ以テ之ヲ実行セシメタ処ガ、患者ハ其後未ダ望ムガ如キ発作ヲ一回モ起シタ事ナク現在一年余ヲ経タノデアル。（同前、一〇〇ページ）

想念の悪循環（精神交互作用）に距離をとってそれを対象化できるようになるには、合理的認識とは別にある事実を「実験」「体験」「体得」する必要がある。「自力的修養」による意志や修練が必要なので、それができるための条件を医師が説明なしで作ってやらなくてはならない。これは禅の修行に似たところがある。また、武道の技の体得とも似ている。森田はこのことをよく自覚していて、しばしばそのことに言及している。逃げ腰になることで、症状の正体を見ようとしないために執着が起こるともいう。禅語を引いて「一波ヲ以テ一波ヲ消サント欲ス、千波万漂交々《コモゴモ》起ル」といい、「其苦悩ヲ苦悩スレバ」苦悩は解消するのであり、そのために「必死必生」「背水ノ陣」の態勢を取らせればよい。これは「煩悩ヲ断ズ」という方法ではなく、「煩悩即菩提」に類するもので、「煩悶即菩提」というのがよい（同前、一〇一―二ページ）。後によく用いられるようになる表現でいうと、「とらわれ（拘泥）」を捨てて「あるがまま」の事実に即して生きることを促すのであり、そのための条件を整えてやるということである。

第一節で森田療法のあらましを述べた時に、森田自身による治療法の簡潔な要約を引いたが（一一四－一一五ページ）、そこで述べられていることのうち、実践的な方法と基本的な考え方についてはあらかた説明したことになる。もちろん神経質や強迫神経症の症状の解明と個々の症状に応じた治療法の提示という点で、森田は多くの成果をあげていくのであり、精神医学的にはそれらを逐一理解することが重要である。だが、ここでそうした側面に立ち入るゆとりはない。本書の問題意識に即して森田療法の他の側面に注目していきたい。

治癒の世界観的局面

森田は神経質などの病因論と治療法を確立する過程で、さらにそこに世界観的な局面を持ち込んでもいた。森田療法が確立した一九二〇年前後の時期、すでにそれらは明確に叙述されている。まず、『神経質及神経衰弱症の療法』で展開されている、治療の目的に関する議論から入ろう。森田は神経質の治療は、単に「安楽になるといふ事が最後の目的ではない」という（同前、三六二ページ以下）。病を治すにとどまらず、人を治療するところまで行かなければならない。「症候的療法を以て満足するのではなく、「医者も患者も共に一定の人生観の上に立たなければならぬ」という。この書物は医学の専門家向けに書かれたものではなく、一般読者向けに書かれたものであることを考慮に入れなければならないが、これが森田の本音であることはまちがいない。

> 然らば吾人人生の目的は何であらうか。それは生物なり人間なりに行はれて居る実際の現象を見ればよい。之は人の思弁によつて、何ともやりくりの付かぬものである。赤いものを黒と見る事も出来ず、動くものを止まつて居ると考へる事も出来ぬ。斯く観る時に生物は皆各々其の分に応じ、身心共に念々刻々其の最良の方法による活動と営々の努力とによつて、実に永遠無窮の進化発展をして居るやうに思はれるのである。之れ余の実際主義であつて、特に神経質者に対して其の誤りたる思想を破壊する処の実際主義である。（同前、三六四ページ）

「努力」という語で示唆されているのは、よりよき生を目指す意欲とそれに基づく活動であり、向上心をもって人生を生きていくことである。進化論的に言えば、進化を押し進める力であり、「生の欲望」や「死の恐怖」とも関連づけられる（『神経衰弱及強迫観念の根治法』一九二六年、第十三）。神経質や強迫神経症を病む人は、この「生の欲望」が強く、「向上的努力」への欲求が高い。だが、向上を目指して努力することは実は幸福そのものでもある。だから、「凡そ病の治療は常に必ず此の努力主義によるべきであるが、特に神経質には之が第一着に必要である」（同前、三六六ページ）。

ここで述べられているのは進化論と合流した形而上学であり、鈴木貞美が大正生命主義とよんだ大きな潮流と符節を合わせている（鈴木編一九九五、鈴木一九九六）。事実、森田は当初から「身体と精神との関係」（『神経質及神経衰弱症の療法』一九二一年、『精神療法講義』一九二二年）や「身体と生命と精神現象との大体の関係」(「心身の関係」一九〇九年)について論究しており、それらを精神療法論の基礎づけに用いようとしていたことが明らかである。

これらの箇所で森田は「心身同一論」(Identitätslehre)について語っている。本章二節の末尾でふれたように、これは森田の初期以来のモチーフに関わっている。『精神療法講義』に即して説明しよう。身体と精神の関係については、心身相互作用説や心身併行論があるが、森田はこれらをとらずに、「身心は同一物の両方面である」という立場をとる(同前、五一八ページ)。「之《これ》を静的物質的に観る時身体であって、之を動的変化の過程として観る時即ち精神である」(同前、五三一ページ)。森田は一元論には「物質論的一元論」と「唯心的一元論」があるとしているが、自分がどちらの立場をとるのかは述べていない。たぶんこれは東アジア近世の「気」の一元論の系譜にもっとも近いのではないかと思われる。森田自身は自覚していないが、実は森田の立場は養生論や中国医学の伝統の近代精神医学への流入・展開として見られないわけでもない。また、近代日本のさまざまな一元論的な思想の試みや、少し前に述べた大正生命主義とも深い関わりがあると思われるが、今は深く立ち入らない。

「自然良能」の強調

森田自身は西洋医学の歴史を基軸として、現代の精神療法と自説の位置を見出そうとしている。迷信と分かちがたいものだった原始的精神療法にかわって、信頼できる学問的知識に基づく近代医学が

郵便はがき

料金受取人払

本郷局承認

2383

差出有効期間
平成17年1月
31日まで

113-8790

251

東京都文京区本郷7丁目2番8号
吉川弘文館 行

本書をお買い上げいただきまして、まことにありがとうございました。
このハガキを、小社へのご意見またはご注文にご利用下さい。ご注文は
通常より早くお取寄せになることができます。

愛読者カード

お買上書名 〈癒す知〉の系譜　ニューヒストリー近代日本 5

＊本書に関するご感想、ご批判をお聞かせ下さい。

お買上書店名　区市町　書店

ご氏名《ふりがな》	年齢　　歳	男・女
〒 □□□-□□□□	電話	
ご住所		
ご職業		
ご購読新聞名	ご購読雑誌名	

現在、どちらかの学会・研究会等に所属していますか。
1.いる（　　　　　　　　　　）　2.いない

注 文 書

月　　日

書　　名	本体価格	部　数
	円	部
	円	部
	円	部
	円	部

配本は、○印を付けた方法にして下さい。

イ.下記書店へ配本して下さい。
（直接書店にお渡し下さい）
（書店・取次帖合印）

ロ.直接送本して下さい。

代金（書籍代＋手数料、冊数に関係なく210円〈税込〉）は、お届けの際に現品と引換えにお支払い下さい。

＊お急ぎのご注文には電話、FAXもご利用ください。
電話 03—3813—9151(代)
FAX 03—3812—3544

書店様へ＝貴店帖合印を捺印の上ご投函下さい。

発展してきた。しかし、そこでは物質的療法が優位で精神療法が軽んじられている。催眠術が精神療法の見直しの機運を生んではいるが、そのなかでは医学的精神療法ではなくて迷信的な精神療法が優位に立っている。このように物質的療法にかたよった正統的な医学と迷信的な精神療法の殷賑《いんしん》の間に立って、今こそ学問的な知識に基づく精神療法が求められている。将来的には医学的な精神療法の発展によって、「今日の精神療法家（通俗精神療法家を指す――島薗注）が必ず医学を学ばねばならぬといふ事を知るやうになり、結局精神療法が医術の手に帰する処の時代が来る」（同前、五五六ページ）という。

森田は呉にならって『素問』の「移精変気」説にふれているが、それら伝統的な精神療法の諸観念は古代の段階にとどまってしまい、その後発達しなかったという。森田は自らの考え方を禅仏教と結びつける傾向が強く、養生論や中国医学の伝統との連続性について自覚的ではない。自覚せずに養生論の伝統に連なっているもう一つの側面は、「自然良能」（現代用語では「自然治癒力」にあたる）の力を強調している点である。

恩師故三浦守治先生は常にいはれた。『治病の事、一に天道の支配する処である。吾人医家は只其末梢部の幫助者《ほうじよしや》に過ぎない。自然の力は実に偉大である』と。自然良能は誠に吾人人間の力の及ばぬ処であつて、拙劣なる医家若くは精神治療家は、徒らに不必要なる治療を試みて、却つて此の自然良能を障害し破壊して居る事が多い。凡《およ》そ病の療法は、此の自然良能を幫助して、之を

> 発揮増進せしめ、以て常態に復せしめ、更に進んで病に対する抵抗力を益々強大ならしむるにある。凡そ病は器官の破壊若《もし》くは機能の過不足であつて、之に身体全体と器官の一部があり、又之に急性と慢性とがある。而《しか》して自然良能とは、器官の破壊若くは変調せるものは安静によつて之を整復せしめ、機能不全なるものは之を使用鍛錬する事によつて、益々其の生活機能を増進せしむるにある。即ち鉄も用ひざれば錆《さ》びるが故に、常に之を磨き使ふ必要があると同様である。之が自然良能に対する根本的着眼点である。（同前、五一三ページ）

精神医学史における精神療法という観点から見ると、森田は呉を引き継ぎ、ある種の神経症の治療法とその理論の形成という点で大きな功績をあげた。独自の精神療法を医学の枠内で通用するものに鍛え上げることに成功するとともに、それに世界観的な基礎を与えようとした。科学でも哲学でも宗教でもない、新しい専門的な知の領域を開拓したのである。科学と宗教との間に独自の世界観をもつ精神療法をうち立てたという点で、森田療法の成果は西洋でフロイトの精神分析がなしとげたこととパラレルである。だが、森田療法の場合には、その背後に西洋とは異なる日本の精神文化、治療文化とその近代化の過程があった。次節では、そのような文化的な側面について論じていくことにしたい。

4 井上円了から森田正馬へ

井上円了の心理療法論

森田正馬が独自の心理療法（精神療法）を編み出すにあたって、西洋の精神医学から学んだものが基礎となったことは言うまでもないが、それとは別に日本の学問や思想から受けた影響も無視できない。すでに一八九〇年前後に日本の学問や思想のなかから「心理療法」の重要性を説く言説が提示されていた。森田はそうした言説に大いに鼓吹されたと思われるのである。

西洋の精神医学による「精神療法」が導入されてくるのと並行して、「心理療法」について独自の視座を示していたのは、哲学館（後の東洋大学）の創設者である井上円了《えんりょう》（一八五八—一九一九）である。森田より一六歳年長、呉秀三より七歳年長の井上円了は日本における「心理療法」（精神療法）の概念の形成において、たいへん重要な役割を果たしたと思われる。この点については、すでに心理学者の恩田彰によってかなり詳しく論じられている。恩田は井上の「仏教心理学」や「心理療法」の構想に注目しており、『仏教心理学』（一八九七年）と『心理療法』（一九〇四年）の二著を校注し、解

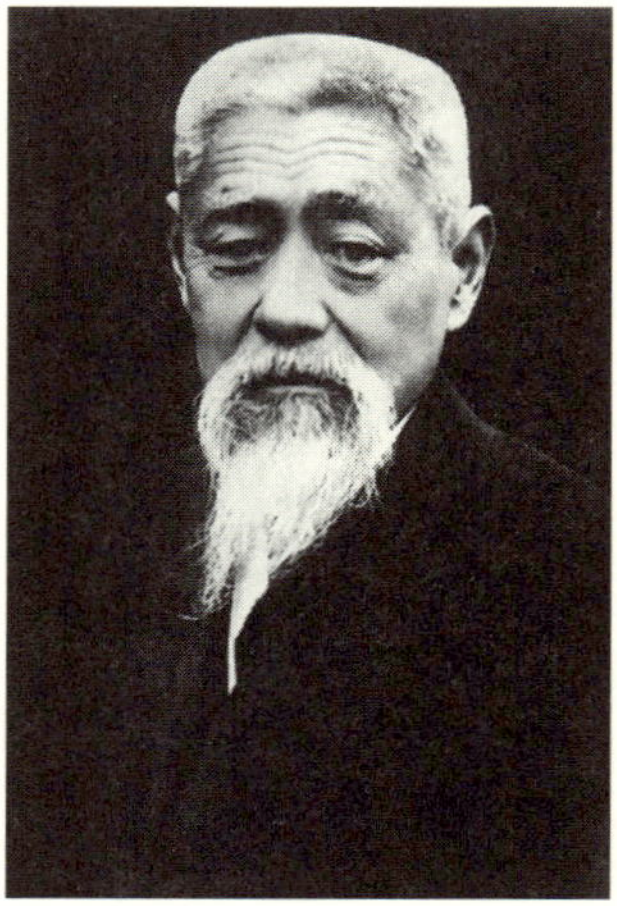

井上円了

真宗大谷派の寺に生まれ東大卒業後，すぐに『真理金針』（1886―7年），『仏教活論』（1887―90年）を著し，キリスト教に対する仏教の優位を説いた．『妖怪学講義』と同時期である．後に東洋大学となる哲学館を設立し，釈迦・孔子・ソクラテス・カントを祀る哲学堂（四聖堂）を建てた．

説をつけて再出版している（井上―一九八二、一九八八）。本書の論旨にとくに関わりが深いのは後者の「解説」である（恩田―一九九五、も参照）。

恩田は井上が「心理療法の名づけ親」であるといっているが、そのとおりであろう。井上円了は「心理療法」の語をすでに『妖怪《ようかい》学講義』で用いているが、この著は一八八六年の講義の筆記録をもとに、一八九三年に『哲学館講義録』として、次いで九六年に『妖怪学講義』として刊行されたものであり、井上のこの語の使用は西洋精神医学における「精神療法」の紹介に先んじたオリジナルなものかと思われる。また、森田の精神療法が井上に多くを負っている形跡があることは、恩田も野村恒章の『森田正馬評伝』も指摘しているが、以下に見るように、その関連はたいへん深いものと見るべきだろう。

『心理療法』と『妖怪学講義』の関連箇所の内容は大きな差異がなく、前者は後者をこの問題に限定して取り上げて敷衍したものといってよい。これは『心理療法』の「緒言」冒頭にあるとおりである。そこで、まずは恩田の新校本を用い、『心理療法』に即して論旨を紹介し、次節でそれがどのように『妖怪学講義』の全体的な枠組みのなかに埋め込まれているかについて述べることにしよう。

心理療法と信仰療法

井上の心理療法においては精神医学への限定はまったくない。すべての病気に対して心理療法が必要であり、有効であるという。ところが今日の医学は生理療法に偏ってしまっている。これを見直すように促すのが、心理療法を論ずる主たる目的だと論ずる。

昔日の医学は空想に本づき、今日の医学は実験に本づき、随って治病の上にも巧拙の大差あるを見るに至るといえども、今日の医道をもって未だ完全したるものと言うべからず。余思うに、昔日の諸法中にも一長あり、今日の諸術中にも一短あり。その長を取りてその短を補わば、始めて医術の完成を期すべし。しかるに世間の通弊たるや、昔日の医法は一切これを放棄して、毫も参考とするに足らざるものとなすがごときは、余のいささか怪むところなり。(中略)……すべて道理と実験によらんとし、その病理は物質的方面に偏し、その療法は器械的方法に偏し、単に肉体の構造・機能の上に耳目を注ぎ、毫も精神の方面における情態・影響を問わざる風あり。これ医術の本領としては正当の道なるべきも、精神の最も発達せる人体の上に治療を行うに当たりては、精神の方面の観察もまた決して等閑に付すべからず。しかれども、医術進歩の結果として、精神の方面を疎んずるに至るは勢の免れざるところなり。ゆえにこれまた医術の進歩に伴うところの一短なりとす。（井上一一九八八、二一一一四ページ）

このように論ずる根拠は、身心が相関し切り離しがたいものであるという事実にある。そしてその身心相関は宇宙論的な基盤をもつ。「心は物に対し、物は心に対し、二者両立して、しかもあい離るべからざるものなり。これを物心相対という。けだし宇宙は物心の相対よりなるものとす」。そして人間の身体においてこそ、物心が直接に融合している。つまり人間とは身心二面からなるものなのであり、「いやしくも生命ある間は、身体中いずれの部分といえども、身心二者の相関にあらざるはなし」。心が動けば必ずその作用が身体に現れ、また身体の変化は必ず心に作用を及ぼす。病気は身体から起こることも精神から起こることもあるが、それぞれに他面に影響が及ばないことはない。「一切の疾病《しっぺい》はみな身心二者に関係せざるはなきを知るべし」。とはいえ原因により「身的疾病」と「心的疾病」に分けることができ、治療する方法にも「身的療法」と「心的療法」がある。この心的療法を「心理療法」とよぶのだ。

続いて井上は、心理療法と宗教の関係について論じる。心理療法はかつては宗教と分かちがたいものだった。医術と宗教とが混同されていた時代があり、そこでは「古代心理療法」がなされていた。

宗教が治療法としての役割を果たしていたのだが、それは「宗教の本旨とするところ」ではない。

ことに、民間に行わるる信仰療法は、多く迷信に陥り、今後の心理療法とはなし難し。もしその迷信を避けんと欲せば、高等の宗教によらざるべからず。しからざれば、哲学もしくは心理学の道理に考えて、その方法を改定するを要す。余おもえらく、今より後、心理学を治療の方面に応用するに至らば、必ず今日に適応する療法を案出するを得べし。その一例は催眠術なり。(同前、一八ページ)

井上は続いて、「動物磁気」による治療を唱え、催眠術の流行のきっかけを作り、近代精神療法の一つの源流をなしたオーストリアの医師、フランツ・アントン・メスメル (Franz Anton Mesmer 一七三四―一八一五) に触れている(精神療法とメスメルの関係については、本章第一節でもショーターの書物を紹介したところでふれているが、エランベルジェの大著も参考になる。エレンベルガー、アンリ一九八〇)。催眠術の歴史的背景について井上は一定の知識をもっており、『妖怪学講義』ではかなり詳しく催眠術について論じていた。催眠術による病気治療が西洋医学に取り込まれる気運にあることを知っていたことが、心理療法を唱えるきっかけの一つとなったことは確かだろう。しかし、他方、仏教や中国医学の伝統にふれ、東洋的な世界観から心理療法の必要性を裏付けようともしている。「自然療法」と「信仰療法」に積極的な意義があると述べているのはそのことと関わりがある。

「自然療法」というのは、「病気の恢復《かいふく》を自然に一任する」ことを指すが、これは「人の身体はその自然の勢、本に復せんとするの性」あるのをそのまま発揮するようにすることだ。それを妨害しようとする外部の作用や内部の作用（精神作用）を除去すればよい。現代の医学の人為療法は自然療法の「助成法」にすぎないことを知るべきである。井上のこうした議論は、森田が「自然良能」についてその意義を高く評価していたことと符節を合わせている。また、「信仰療法」には医師の力を信じること、医薬の効果を信じることなどから迷信まで含まれるが、これをまったく排除しようとするのは愚かしい。心理療法に属するものとして積極的に活用していくのが適切だと論じている。とくに仏教において「心病を治する」とされてきたのは、煩悩を病にたとえたものであるが、字義的な意味での病気の治癒もそこに含まれているという。

養生論的な治病観

井上円了は新潟の仏教寺院に生まれ、東京帝国大学で学び、「日本仏教哲学系統論」と題された論文によって博士の学位を取得した人物である。井上が自らの心理療法論を仏教と結びつけたのは当然といえば当然であろう。しかし、井上の心理療法論により深いレベルで影響を及ぼしているのは、むしろ中国医学（「支那医法」）であるのかもしれない。日本の医法は中国伝来のものであり、用いられてきた医道書と養生書には「心気を本」とする説がしばしば見られる。病因論に関わって、『淮南子《えなんじ》』『荘子』『素問』など多くの書物が引用された後、論題は治病法に移り、「心気病」と「心理療法」とに話が及ぶ。

病因に身心二種ありとすれば、治病の方法にも身的・心的の二種なかるべからず。これを和漢の諸書に考うるに、『朱子文集』には、病気の時に静坐して自療すべき方法を示されたり。その法は、病中は一切を放下して専ら存心養気をもって務となす。ただし跏趺《かふ》して静坐し、目に鼻端を視《み》、心を臍腹の下に注ぐ。久うして自ら温煖すなわち漸《ようや》く功を見るという。また『本朝医談』には我邦の医師は医学に長じ、脈経に明かなる上は、叡山に登りて止観の法を授かりしことを記せり。また『療治夜話』には「坐禅は気を鎮むるの術、養生の道にして、あらかじめ心気病を防ぐの妙法なり」と説けり。また素問には「古の病を治するは、ただそれ精を移し気を変ず」との語あり。この移精変気は、余がいわゆる心理療法なること疑いなし。（四六―四七ページ）

これに続いて、さらに今泉玄祐の『療治夜話』の一節が引用されるが、それは実はこの章の二節で呉秀三の「精神療法ニ就テ」にも引用されているとして示した部分とそっくり同じである。これは呉が井上円了の著作によって学んだことを示すものであるかどうか証明しようがない。しかし、少なくとも「心気病」の語と概念を近代医学の心理療法（精神療法）に持ち込むに際して、先駆的な示唆を与えたのが井上円了であるとまでは言えるだろう。さらに井上は、治病法に続いて養生法に言及し、「主として精神を安静する方法によりたるもの」だとし、「これを心理的衛生法と謂うべし」とも言っている。貝原益軒の『養生訓』で「養生の道はまず心気を養うべし」と戒められているのは心理的衛生を説いたものだというのだ。

『療治夜話』の症例

井上は『素問』から『療治夜話』に引き継がれた「移精変気」を、心理療法のモデルと考えていたようで、『療治夜話』からは度々引用がなされている。たとえば、ある農夫の妻が産後、「血暈《けつうん》を発」してから長期の病に陥り、死を覚悟するまでになってしまった例が引かれている。「血暈」とは産後に血の道でからだがふるえる病気を指す。この女性はからだが「振々として動揺し、気分何となく悪しくして頭を挙ぐこと能わず」という状態から、さらにめまいや悲哀感にも悩まされ、暗いところを好み、寝込むようになってしまった。そのうちに食欲も減退し、やせ衰え、汗も出ず、便秘に苦しみ、経水も一、二年に一度しかなく、髪もすりきれてしまい、死を待つのみとなった。かといって精神錯乱に陥っているわけではなく、小便などは問題がない。だが、病は五年にも及んでおり、家族の世話もままならず、家産が傾くほどになってしまっている。今泉玄祐がこの種の病を癒す技は、世界のキリスト教会や新宗教で見られる信仰治療に似ているとともに、森田療法ともよく似ている。以下は井上が今泉の文章をわかりやすく整理して引用している一節である（原文は、『医聖堂叢書』、八―九ページ）。

この病もと数々血暈を発せしに由りて心気定まらず、久しうして習慣となれり。名づけて心気病という。臥床の積年なる、飲食の微少なる、身体消痩すといえども神元脱却せず、もし予が所為に任せば、病得て治すべしと。挙家みな云う、願わくはただ命これに従わんと。ここにおいて予、移精変気の法を施し、諭説して暗室を出よと命ず。病婦曰わく、少しく頭を動かすすら気絶せんと欲す、いわんや起きて明処に出ば、忽ち暈を発して死せん、この事は免ぜよと。予曰わく、決して死することはなし。たとい起きて明処に出るとも、暈することなかるべし。万一暈を発すといえども、予が懐中に禁暈の妙方あり。この方や起死回生の方にして如何なる六《むずか》しき血暈といえども、薬咽《のど》に下れば忽ちに蘇生す。血暈何ぞ憂うるに足らん。病婦これを聞きて諾す。すこぶる起色あり、予病婦の手を取りて暗室を出し、明処に居らしめ、頭を挙げしむ。かつ眼を開きて一見せよという。初めの程は気絶せんと欲すと云いて、眼を開くことを敢てせざりしが、予強いて両眼を開かしむるに、按のごとく暈せず。明処に簷《えん》（ひさしの意――島薗注）下を一見す。病婦曰わく、五年の星霜を経、今日始めて簷外を一見するに、風景大いに異なるを覚ゆと。予大いに笑う。ここにおいて老婆幼児ひとしく出て、雀躍して活命の恩を謝す。帰るに臨みて病婦に嘱示するに、これ以後は病床に伏すこと勿れと云うをもってす。その後漸々快方に進むに従い、毎日山に入りて柴を刈り、薪を背負うべきをもってす。病婦固くその教えを守りて遂に全治することを得たりという。（井上―一九八八、一一五―一一六ページ）

井上はこれこそ「移精変気」の法だと言っている。井上によるとこれは「他信法」に属する。他者により、暗示を与えられて信ずることによって治療に近づくのだ。もしここで他者が観察によって得た洞察を病者に伝えることが治療の主因となるとすれば、「他観法」となる。以上は他者の働きで信じたり、観じたりすることを学び、治療に近づくわけだが、これを自ら自身が行うと「自信法」と「自観法」となる。

井上の心理療法の各論はこのように分類論へと向かっていき、症状の詳しい記述、分析へとは向かっていかない。したがって心理的な病因の解明も深くはなされていない。そこが森田療法の心理療法論との大きな違いである。森田は『医学中央雑誌』に掲載された「精神療法」（一九〇八年）のなかで、「日本デハ唯文学者ガ精神療法ヲ唱ヘルバカリデアツテ、医師ニハ未ダ精神療法ヲ研究的ニ攻究スル人ガナイ、文学者デハ井上円了サン或ハ藤岡某ナドノ心理療法トイフ小サイ書物ガ出来テ居マスケレドモソレ等ハ皆文学的デアリマスカラ医師ノ研究トハ又趣ガ違フ」と述べている（全集第一巻、四一ページ）。近代科学の方法を学んだ森田にとって、精神科医療という文脈から見た井上の叙述が不十分なものに見えたであろうことはいうまでもない。

森田が養生論から引き継いだもの

しかし、森田の精神療法観が「移精変気」の法や養生論の伝統から多くを継承していること、また、井上円了の独自の考え方にきわめて大きな影響を受けていることもまた確かである。前者については、森田の精神療法概念が単に精神科医療だけを対象としたものではなく、心身の病気すべてを含んだものとして構想されていること、心身一元論という世界観を前提としたものであることはその主要な現れである。加えて、森田の治療法のなかに「気」の制御・循環といった考え方との関連をうかがわせるものがあることも指摘できよう。第二章でも述べたように、貝原益軒の『養生訓』では、「気をたもち」「気をめぐらす」ことが養生の秘訣とされていた。森田療法の「安静療法」と「作業（鍛錬）療法」の組み合わせは、この「気をたもつ」ことと「気をめぐらす」ことの組み合わせに対応すると見られないこともない。森田は一般に「自然良能」を「幫助」するのが治病の要であり、それは安静と鍛錬の二側面からなるという。そして森田療法の絶対臥褥と作業療法の組み合わせはその考え方の適用と見なされている。

凡そ病は器官の破壊若くは機能の過不足であつて、之に身体全般と器官の一部があり、又之に急性と慢性とがある。而して自然良能とは、器官の破壊若くは変調せるものは安静によつて之を整復せしめ、機能不全なるものは之を使用鍛錬する事によつて、益々其の生活機能を増進せしむるにある。即ち鉄も用ひざれば錆びるが故に、常に之を磨き使ふ必要があると同様である。之が自然良能に対する根本的着眼点である。（『精神療法講義』全集第一巻、五一三ページ）

斯くて安静療法と鍛錬療法と及び此の両者の適当に調節按配されたもの、即ち安静と鍛錬との方法、種類、程度、時期、持続期間等の選択掛引といふ事が、総ての療法の根本となるもので、取りも直さず孰《いず》れも生活機能の自然良能の幫助、助長である。之を等閑にして、例へば急性病で安静の必要なるものに運動をさせたり、徒らに薬物や催眠術等の末に走るのは、其の本末を誤つたものである。（同前、五一四－五一五ページ）

扨《さて》以上挙げたる安静療法と鍛錬療法とは、之が如何《いか》なる場合、如何なる手段方法に依つて如何に行はれ、如何なる結果を来すや等を研究するのが、自然良能に由る病の療法であつて、之に薬物電気等を用ふる場合を物質療法と名け、或る精神的の手段方法によつて之を患者に実行せしむるのが精神療法であるといつてもよいと思ふ。（同、五一七ページ）

「自然良能」という言葉を用いて治癒を説明するというアイディアは、「神経」の疲労からの回復を図るという西洋の精神療法の基礎となった考え方とも、「気」の働きによる健康の回復という考え方とも相性がいい。しかし、心身の沈静化と活性化の両方向の調整のうち、どちらかというと後者に力点が置かれている。「神経」の疲労からの回復という発想を起点とする「神経学」的な発想に対して、「気をたもち」「気をめぐらす」ことのバランスという発想が優位に立っているように見える。「自然」への信頼感が底流にあるといってもよいだろう。そうした考え方に基づいて、神経質の人にもっぱら安静を勧めるような「模型的の衛生法」を批判してもいる。「養生」の立場からの「衛生」批判といえないこともない。とはいえ、それらが近代科学に準ずるような分析的用語で述べられ、「鍛錬」とか、別の箇所ではしばしば用いられる「生存競争」というような進化主義的、競争主義的な世界観に通じる用語法が用いられているのは、伝統的な養生論と異なる特徴だろう。

森田と井上との共通の新しさ

次に井上円了の考え方との類似点であるが、合理的な心理学的知識の意義を強調し、「迷信」と対決しようとする強い姿勢を示そうとするところはよく似ている。両者にとって合理的な心理療法（精神療法）の発展は、誤った医学的迷信や「通俗的精神療法」（森田）からの解放と不可分なものと考えられていた。森田は次のように述べている。

今医学を其原始時代に遡つて見れば、何れの国にあつても、病は凡そ一方には目に見えぬ物の気の災と考へたからして、そこに治療法として祈禱、禁厭が起つた。之が今の俗間精神療法の起源である。彼の大本教などが、病を憑依の災とするなど皆此原始的思想である。（中略）物質療法の原始は何でも身体の外に故障があれば、何かをくつつけて見たり、内に故障があれば何かを飲んで見る。恰も水に溺るゝものが藁でもつかまるやうなものである。（中略）然し乍《なが》ら真の療法は決して薬のみではないといふ事をよく〱理解しなければならぬのである。世間多数の病者は、唯一の療法と迷信して居る薬が少しも効のない事を知るに至つて、こゝに通俗の所謂精神療法を求めるやうになり、終にはそれからそれと所謂迷信の遍歴者になる事がある。孰れも病といふものと療法といふ事との理解がないといふ事から起るのである。（「精神療法の基礎」全集第一巻、一

五二－三ページ）

井上は生理療法と心理療法とを適切に併用すべきだという主張を述べながら、次のように論じている。

しかるに愚民は、心理療法一方によりて諸病を治せんとす。これ一種の迷信といわざるべからず。これに反して、医家が心理療法を全然無用視して、これを排去せんとするも僻見にして、畢竟《ひっきょう》、過《すぎたる》は不及《およばざる》のごとく、同じく一種の迷信というべし。また愚民が宗教の信仰を妄用して、神仏に祈願すれば一切の病患を除き去るべしと思い、奇々怪々の方法によりて疾病を医せんとするは、もとより迷信のはなはだしきものなり。心理療法は、動《やや》もすれば愚民の妄用よりこの弊に陥らんとする恐れあり。ゆえに余は、心理療法を奨励すると同時に、迷信の弊を除去せんことを努むるなり。（井上－一九八八、一〇六ページ）

迷信とは異なる真の信仰

両者が宗教に好意的であり、ともにあるべき信仰についてかなり明確な像をもっていたことも共通している。森田の場合、森田療法は「真の信仰」を体得させるものだと考えられている。それは、「事実」に即して本人自身に病の克服の道を見出させるものだからだ。

余は余の療法に於て、常に患者に対して、『余を少しも信ずるの必要なく、只余のいふ処を実行さへすればよい』といひ、又患者が治癒に向かつて後に、何となく余に頼るといふ事があるから、『余に頼る間は病気の治癒ではない』といふ事を教へるのである。之が所謂信仰にあらぬ真の信仰である。普通の信仰療法や、或は『只信ぜよ、信ずるものは救はれん』などいふ処の宗教で求めたる信仰は、外から附けた鍍金《ときん》である。得られたる信仰でなければならぬ。思想は自由自在にどうでも変化する。事実は動かす事の出来ぬものである。（全集第一巻、三九二ページ）

森田の「真の信仰」は近代科学の「事実」重視とあい通じるものをもっており、ここでいう「信仰」は「人間心理の事実をあるがままに受け入れ、修練による行為の結果を重視する」という森田独自の「世界観」の特徴が強調されて表現されたものである。しかし、井上円了の場合は、もう少し伝統的な「正しい」「信仰」の考え方に近い。井上の『心理療法』は次のように結ばれている。

かく心理療法を主唱してその帰極するところを述ぶれば、平素において宗教信仰の必要を感ずるなり。如何なる学者・知者にても、生死の関門に向かうときは、多少の迷いなき能わず。しかして愚夫愚婦の中に、心海水平らかにして一片の迷波を浮かべざるものあるは何ぞや。これその平素において宗教の信仰を有すればなり。（中略）これ実に迷信の幽谷を出でて、理想の高山に達するものなり。けだし、愚民をしてよく山巓に達せしむるものは、宗教のほかに求むべからず。されば、世の心理療法に志あるものは、願わくは宗教の船に駕して、この絶妙の域に到達せんことを。これ、愚民の迷信を医する唯一の方法なり。しかしてそのいわゆる宗教は、迷信の地平線

上に超出せるものをいう。（井上―一九八八、一三五―一三六ページ）

井上も森田も「愚民」に対して正しい知識を教えようとする、エリートとして、また啓蒙家としての強い信念をもった人々だった。だが、合理的な知によって自然を支配するというところに力点があるというよりも、迷信に向かう心を統御することに力点があったと言えるだろう。それは「自然療法」（井上）や「自然良能」（森田）に注目することと何等矛盾するものではなかった。西洋近代の啓蒙主義の影響を受けているのは当然だが、以上の点を勘案するなら、仏教や儒教のなかに潜んでいた、西洋的なそれとはやや異なる啓蒙主義の可能性を独自に展開させたものと見る必要もあるだろう。

5 心理療法の制度化と専門家の権威

近代科学と専門家制度

森田療法が確立し、近代日本の医療システムのなかで確かな位置を占めるようになる一九一〇年代から二〇年代にかけての時期は、近代的な学問とそれに基づく専門家のシステムが社会に定着していく時期にあたっていた。高等学校の在学者は一九〇〇年には約五七〇〇人だったが一九三〇年には約二万六〇〇人に、大学の在学者は一九〇〇年には約三二〇〇人だったが一九三〇年には約六万九六〇〇人に増加している（文部省「日本の教育統計　明治〜昭和」による〈矢野－一九八一〉）。大学医学部卒業者数は一九〇〇年には約一五〇〇人だったが一九三〇年には約一万三六〇〇人に、医学専門学校の卒業者は一九〇〇年には約四八〇〇人だったが一九三〇年には約二万四三〇〇人に増えている（厚生省医務局－一九五五）（一六六ページ図）。近代化において近代教育に基づく専門家の権威を確立するということはたいへん重要な課題だった。自信をもって専門的知識を行使する専門家を育て、専門的知識による権威が一般人、とくにクライエントに納得されるような枠組みが形成されなければならなかった。

専門家の権威を確立し、非専門家との差異を明確にするという点で医療はとくに目立つ領域だった。だが、そのなかで精神科医療はやや特殊な位置に置かれていた。他の医療部門において近代医学はめざましい成果を収め、その成果に基づく威信を比較的容易に獲得することができた。ところが精神医学の分野では事態は複雑だった。医学史家のシュライオックは「精神病へのおくればせの進撃」と題された章で次のように述べている。

適切な精神病学があれば、無免許療法を閉め出すのに効果があるだろうというフロイトの発言は、にわかに否定することはできない。精神病問題の取り扱いに医学が失敗したことが、医学の前進戦列に突破口を残し、そこへ無免許療法や分派療法の全軍がなだれこんだのであった。この突破

学歴別医師数（1884－1911年）

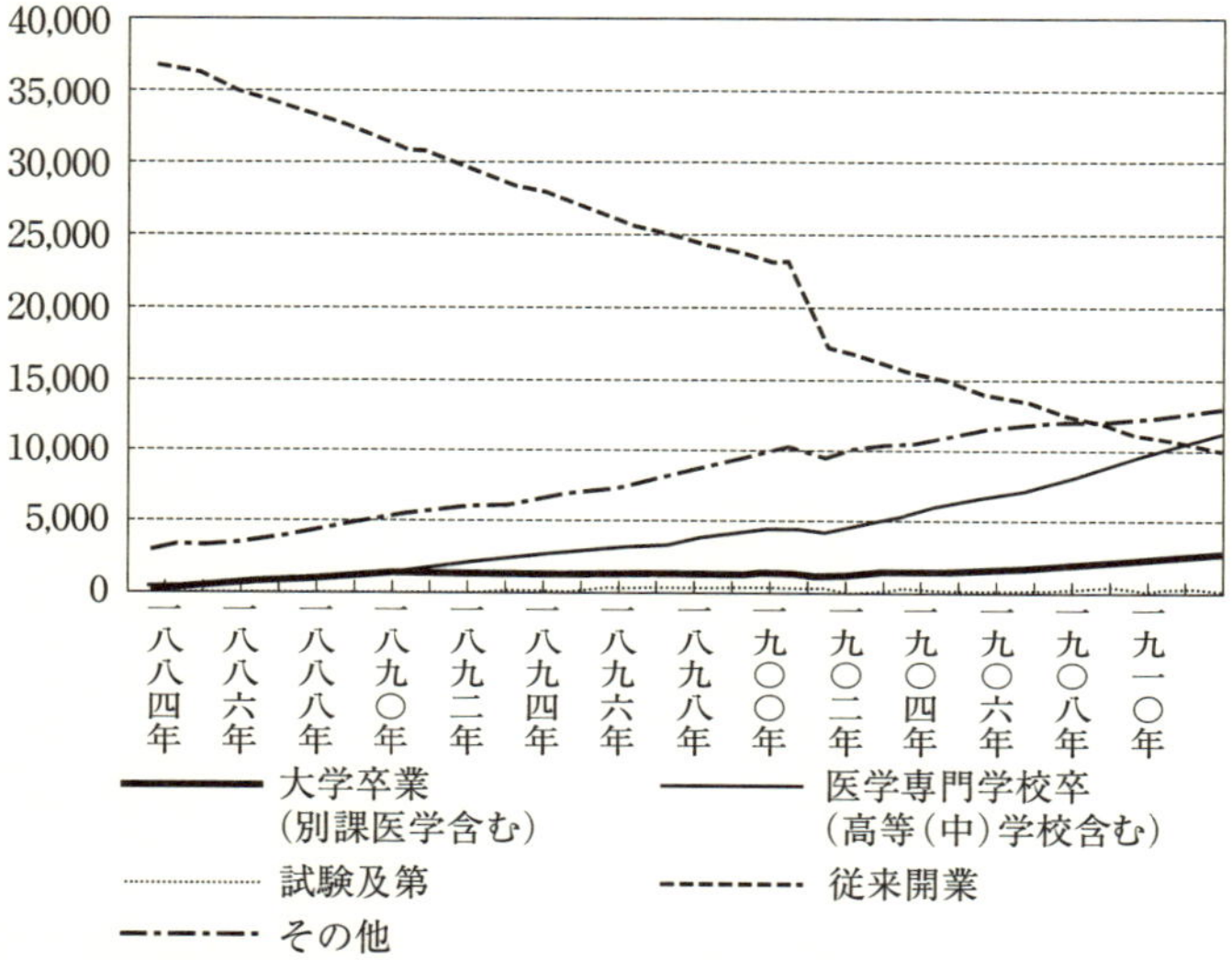

内務省『衛生局年報』各年より作成．従来開業には「奉職履歴」が含まれる．1901（明治34）年におけるデータの断絶は，名簿編成方法の変更に伴うものであり，詳細は『衛生局年報』明治34年版参照．

※ 『大原社会問題研究所雑誌』511号（2001年６月）より．

口を塞ぎ、侵入する信仰療法を撃退することは、近代医学の最大の責務であった。進撃は一九世紀の後半に、ひとかたならぬエネルギーと勇気とをもってついに企てられた。（シュライオックー一九七四、三〇一ページ）

近代科学と近代的な専門家制度の間隙というべき場所に出現し、多大な関心を集めたのが催眠術だった。前にも触れたように、西洋の催眠術はフランツ・アントン・メスメルの「動物磁気」による治療を受けて、近代的な心理療法の一つの源流となった（エレンベルガー、アンリー一九八〇）。フロイトの精神分析を中心とする西洋の心理療法の確立は、この催眠術との精神医学との取り組みの中から生まれてきたものである。第一章で記したように、日本でも一八八〇年代の後半から一九一〇年代が催眠術の興隆期だった。森田正馬が医学教育を受けるようになった一八九八年から森田療法の確立する一九一九年に至る時期は、まさに日本における催眠術の流行期だった（一柳一一九九七）。催眠術の流行は、近代医学・近代科学の用語や概念を借りながら、新たに代替知の展開を試みるさまざまな運動を活性化させることとなった。科学と宗教、医療と信仰の重なりあう領域でさまざまな試みがなされており、その渦のなかから森田療法は生まれてくる。

治癒体験と信仰の真偽

森田正馬の生涯をたどると、宗教や修養とともに、民間の「信仰療法」や「心理療法」への多彩な関わりが見て取れる。森田が石塚左玄の食養療法の診療所を冷やかし半分に訪問したことはこの章の冒頭で紹介したが、森田は他にもそのような民間療法、民間健康法の団体や宗教団体に旺盛な関心をもっていた。森田が民間療法の類に強い関心をもったのは、彼自身が病弱だったことと関わりがある。一〇代の頃から頭痛や心臓病や腰痛に悩まされ、二〇歳のときには腸チフスの治癒後、心悸亢進《しんきこうしん》・悪寒戦慄《おかんせんりつ》発作に苦しみ、死の恐怖に襲われた。東京帝国大学医科大学に入学後の二五歳のときには、「神経衰弱及び脚気《かつけ》」の診断を受けた。この苦悩の克服の体験が、後の森田療法の実践に通じている。

余は大学一年生の時、年中神経衰弱に悩まされ、大学では其上に脚気の合併といはれ、殆《ほと》んど何にも出来なかつたが丁度試験の時日も迫つた時に、国元から久しく送金がない。親爺に面あてに死んでやれと思ひ、焼け糞になつて勉強した。真剣に生死を賭したのである、其結果は今迄の脚気も神経衰弱も飛んでいつてしまつた。試験の成績は良かつた。全く思ひがけない事である。／余の今迄種々の容態は仮想的のものであつた。之に加勢して呉れた医者の診断は誤つて居た。医者は余の容態の訴へを聴いて、其見かけに欺かれて居た。(『神経衰弱及強迫観念の根治法』実業之日本社、一九二六年、全集第二巻、八一ページ)

他にも死に直面する経験が重なり、それらが「精神修養」上の体得の機会となったが、その一方で、生誕地の高知で、九歳か一〇歳の頃、地獄絵を見て夢にうなされたのを初めとして、宗教や民間信仰、また民間療法に接することも多かった。「余の中学時代には、徒らに奇跡・神秘にあこがれ、哲学・

宗教等を求むる一方には、種々の迷信に遍歴した。余が易占・骨相や祈禱・禁厭を学び、法術などをあこがれたのは、此時代のことである」（『生の慾望』人文書院、一九三五年、全集第七巻、二二五ページ）。「神経衰弱及び脚気」の診断を受けた翌年には、帰省中に「寺で祈禱をした。光明真言を千百二十二へん唱えた」と日記に記している（野村－一九七四、三四一ページ）。

神経質の概念を確立した当時の学術論文において、森田は「眠ル時ハ棺ノ蓋ヲ覆イタルガ如ク思へ、人ナキ時、人アルガ如ク、人アル時人ナキガ如ク思へ」などの禅語を引き、従来の療法を列挙するなかに「奇跡療法」として「呪詛・禁厭・祈禱・紅療法・大霊《ママ》道・りずむ学療法・念誦療法・其他諸種ノ淫祠・邪宗等」をあげている。また、薬に頼る患者からはこれを取り上げるべきだとして、「医術的迷信ニ陥レル弊害ヲ打破シテ、自力的修養ノ基礎ヲ作ル第一着トナル」のだと述べている（「神経質ノ療法」『成医会雑誌』第四五二号、一九一九年、全集第一巻、一〇一ページ）。このように見てくると、森田の精神療法は、宗教や信仰に関わる療法のなかから「真正なもの」と「誤ったもの（迷信）」とをよりわけることによって産み出されたといってもよいだろう。

『変態心理』と正しい精神療法の識別

実はこれは、森田正馬だけの関心事ではなく、森田が深い関わりをもった中村古峡（一八八一－一九五二）と中村が主宰した『変態心理』誌（一九一七－二六年）の関心事でもあった。「変態心理」と

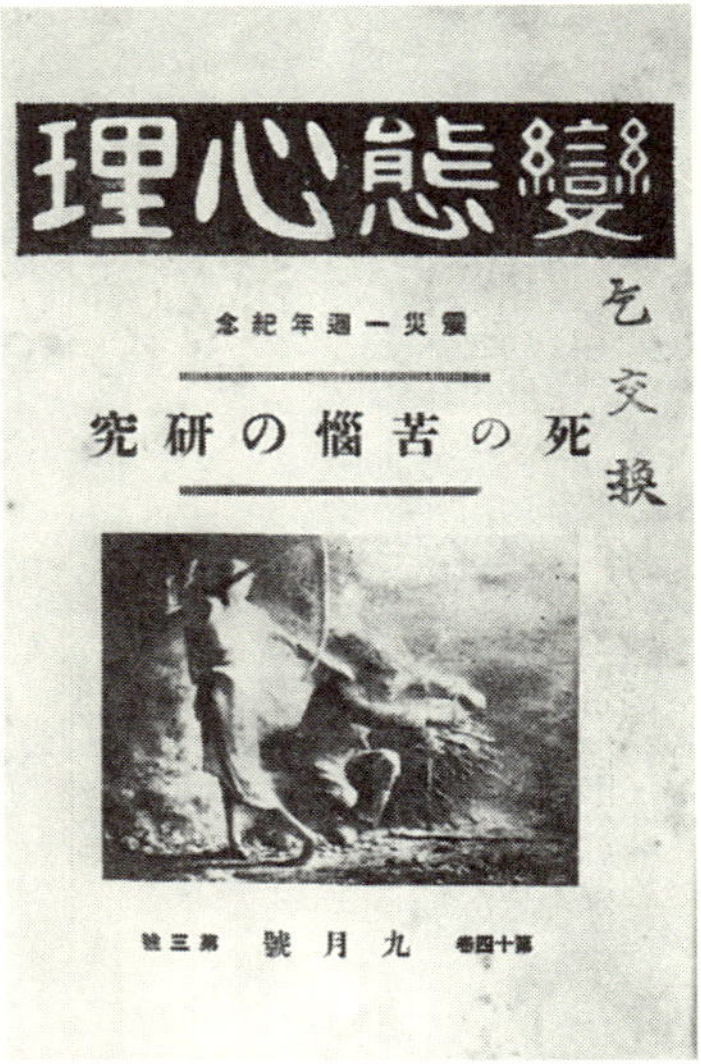

『変態心理』表紙（1924年9月号）

は後には「異常心理」とよばれるようになるもので、中村古峡はその領域を表のようにまとめている（佐藤―二〇〇一、六九ページ）。『変態心理』誌は当初、念写実験で東大助教授の職を辞した福来友吉《ふくらいともきち》なども執筆し、催眠術や心霊学や神秘現象などに幅広い関心を向けていた。しかし、号が進むにつれて「迷信打破」のトーンが強くなり、「マージナルな部分を整序」していくようになる（一柳―二〇〇一、一二七ページ）。この識別の強化の過程を、日本の心理学史の解きほぐしを目指す佐藤達哉は図のようにまとめている（一七一ページ下図、佐藤、前掲論文、八五ページ）。

このような進展は当初は、うっすらと自覚されていたものだろう。催眠術や心霊現象の歴史に注目する一柳廣孝は森田の先輩である石川貞吉が『変態心理』に寄稿した「所謂心霊現象の研究法に対す

中村古峡による変態心理現象の分類

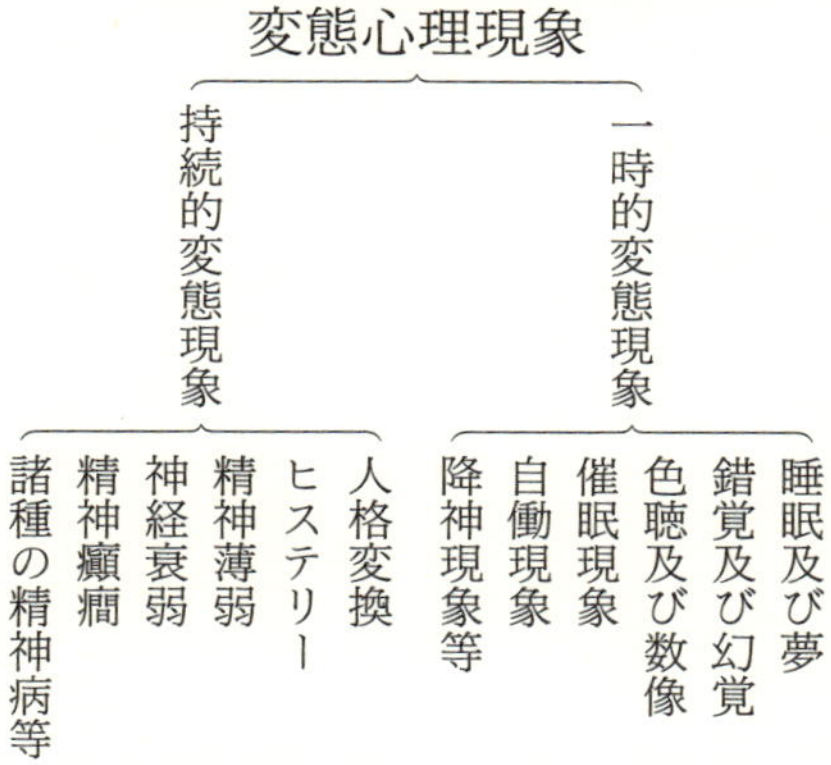

※　佐藤達哉編『『変態心理』と中村古峡』（不二出版　2001年）より．

中村古峡による念写批判とその展開図式

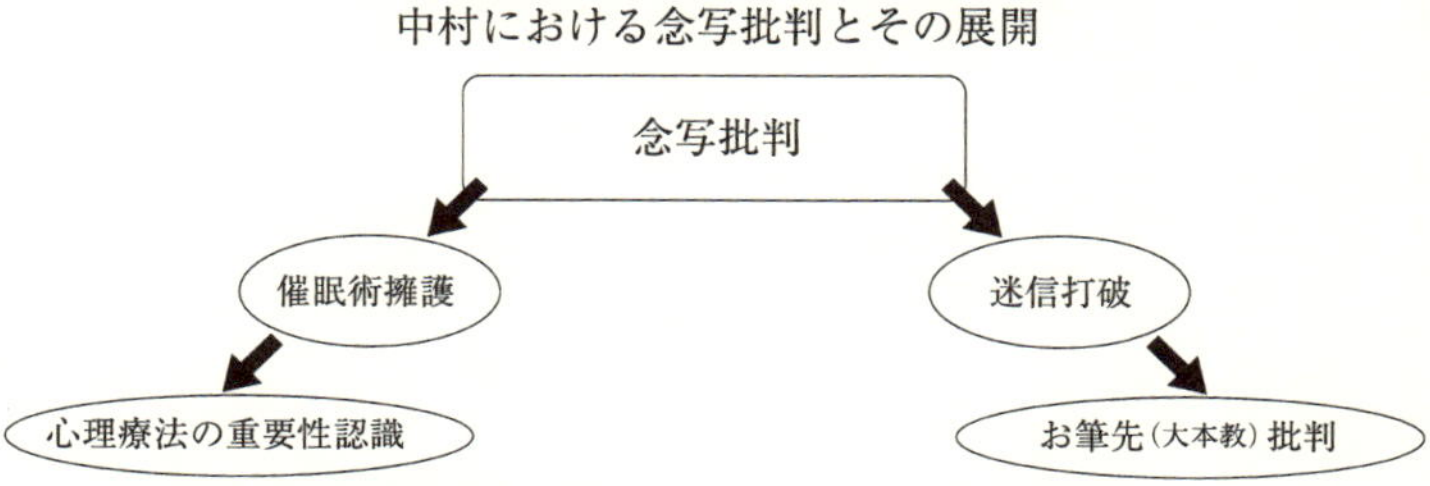

※　佐藤達哉編『『変態心理』と中村古峡』（不二出版　2001年）より．

る吾人の希望」から、次の箇所を引用している。

近来時代の風潮が段々変つて来た様である。一方医術の方面では、精神療法などの声が漸く高くなり、他方では又、古来からの民間に云ひ伝へられてゐる心霊の異常現象に対して、それを真面目な態度を以つて研究しようとする要求が高まつて来て居る様だ。かうした事はつまり、時代の推移に伴ふ科学の分野の拡張であつて、寧《むし》ろ喜ぶ可《べ》き現象であるが、併し他面余等の眼から見ると、未だその声の大なるに較《くら》べて、実際の現状が一般識者の心服を得る程度までに達してゐないのを遺憾とするものである。(『変態心理』一巻四号、一九一八年一月、三二―三三ページ)

「変態心理」あるいは「変体心理」の語は中村古峡以前にある程度用いられていたものである。東京帝国大学に西洋心理学を根づかせた最初の心理学教授、元良《もとら》勇次郎はすでに、一八九七年の『心理学十回講義』で、「変体の観察とは、催眠術、精神病等、凡て完全の人類にあらざるものを観察して、精神の如何なる度に迄変化し得可きかを明かにし、之を以て心理現象の状態を研究するの材料となし得るものなれは、此の研究も亦《また》大に必要なり」と述べていた(佐藤、前掲論文、七〇ページ)。元良の下で一九〇八年に助教授となった福来友吉は、それ以前から東京帝大で「変態心理学」を講じていた。ところが、念写実験がスキャンダルと化し、福来が退職する(一九一三年)ことによって、東京帝大の心理学から異常心理学や臨床心理学に発展するはずの内容はそぎ落とされることになり、実験心理学の圧倒的優位が確立することになる。中村古峡の『変態心理』誌はその後をカバーする役割を果たしたのだが、それも次第に「迷信打破」の方向に傾いていく。森田療法の確立の背景では、そのような「変態心理」をめぐる知の展開が生じていた。

井上円了の妖怪学と変式的心理学

しかし、このような変態心理をめぐる知の展開は、必ずしも心理学の文脈でのみとらえられるものではなく、また一九一〇年代に急激に進行したものであるともいえない。中村古峡や森田正馬は「迷信打破」と分かちがたいものとして、「変態心理学」を構想していたが、実はすでに一八八〇年代に、井上円了が「妖怪学」を構想していたからである。井上は一八八六年に「不思議研究会」を、一八九〇年には「妖怪研究会」を設けていた。輸入されつつあった心理学を咀嚼《そしやく》しながら、仏教や中国の思想を基礎にした独自の「東洋心理学」を構想していたのである（佐藤・溝口 一九九七、一二七ページ）。「そもそも余が妖怪学研究に着手したるは、今をさること十年前、すなわち明治十七年（一八八四——筆者註）夏期に始まる」というが、その成果をまとめた講義録が、『妖怪学講義』（哲学館、一八九六年、その前に『哲学館講義録』として一八九三、四年に刊行されている）である。先に述べたように、この『妖怪学講義』は「心理療法」への先駆的な言及がなされた書物でもあった。

では、「妖怪」とは何か。「妖怪とは異常、変態にして、しかもその道理の解すべからず、いわゆる不思議に属するものにして、これを約言すれば不思議と異常とを兼ぬるものなり」（東洋大学井上円了記念学術センター編一九九九、五九ページ)。しかし、何を妖怪とするかについては人によって認識が異なる。「愚民は真に妖怪にあらざるものを誤認して妖怪とし、学者はその妖怪にあらざるを知りて、これを妖怪となさず」。したがって「通俗のいわゆる妖怪」は真に妖怪なのではなく、「迷誤」と名づけるべきものだ。では、学者の明晰な眼には妖怪はありえないかというとそうではない。「妖怪に仮怪と真怪あり」。通俗の妖怪は迷誤であり、「仮怪」であるが、「いかなる明叡の学者といえども妖怪ありと」しないわけにはいかない現象がある。「かくのごとき妖怪は、世と人によりて変ずるものにあらざれば、これを真怪という」。妖怪学の目的は「仮怪をはらい去りて真怪を開きたすにあり」、というのである(同前、六〇ページ)。

なぜ妖怪が起こるのか、とくになぜ迷誤が起こるのかを説明するのが、妖怪学講義の主要な目的である。ところで、妖怪には物理的、心理的の二種がある。物理的妖怪は主に「理学」(現在の「科学」「自然科学」にあたる)に関係し、心理的妖怪は心理学、宗教学、純正哲学に関係する。「しかしてそのうち、妖怪学講究にもっとも要するところのものは、心理学となす。なんとなれば、物理的妖怪もまた畢竟、心理現象の上に成立するもの」だからである。その心理学は、「正式的心理学」と「変式的心理学」に分かれる。妖怪的現象の説明に直接関わるのは、後者の「変式的心理学」である(同前、一一二ページ以下)。この「変式心理学」は元良勇次郎以後の「変態心理学」(変体心理学)とほぼ重なり合うものである。そして井上は「変式学」と「変態学」とを等置してもいる(同前、六八ページ)。

このように見てくると、中村古峡や森田正馬の「変態心理学」の構想は、井上円了の「妖怪学」の構想を引き継ぐものとしてとらえることができる。森田が井上から多大な影響を受けたことについてはすでに述べたが、中村古峡も井上と直接、間接に関わりをもつ。『変態心理』の刊行に先だって、古峡は「日本精神医学会」を設立しているが、その設立趣意書には井上円了も賛助員として名前を連ねている。また、賛助員三二人のうち一一名が仏教関係者である。古峡は二年前まで、合理主義的な仏教改革を目指していた『新仏教』（一九〇〇―一五年）と深い関わりをもっていた。『新仏教』を刊行していた新仏教徒同志会（当初は、仏教清徒同志会）は迷信批判を強調する合理主義的な仏教運動であり、井上円了の思想と重なり合うところが大きかった。子どもの頃から仏教に縁が深かった中村古峡は、上京して一高、東京帝大に学びながら『新仏教』と関わりをもち、卒業の年の一九〇七年から一九一〇年まで三年間、編集部主任としてその編集に携わっていたのである（曾根―二〇〇一）。

妖怪学から森田療法へ

「変態心理学」（妖怪学、変式心理学）をテコとして、正統的な心理療法（精神療法）を確立しようとする運動は、一八八〇年代から九〇年代にかけて井上円了によって、初めて構想が描き出され、一九一〇年代から二〇年代にかけて『変態心理』誌や森田療法の実践によって実現していったわけである。井上はスケールの大きい学問体系の構想を描いたが、それを近代科学の基準にかなったものに練り上げ、臨床的な実践に具体化するには、さらに二、三十年を要した。その間に西洋医学の体系が根を降ろし、その訓練を受けた森田のような人物が「神経質」や「強迫神経症」の病像を精細に描き出し、それら個別疾患に対する治療法として、独自の「特殊精神療法」を確立するに至ったのだった。

前にも述べたように、その過程は医療に関わるきわめて強固な専門家の権威の確立の制度的過程と並行していた。森田は医学に対してきわめて強い敬意を抱き、自ら医学者として強い自信をもっていた。森田が考えていた心理療法（精神療法）において、心理学の要に位置するもの、すなわち迷信と正しい知識とを分ける指標は医学が代表する専門家の合理的知識と合理的方法である。

> 正しく且つ適切なる治療法は、病の本態、性状が明らかになつて初めて行はれるものである。然らざれば療法は盲目滅法《めくらめつぽう》である。例へば病人さへ来れば、何でも構はず頼まれるがままに加持祈禱し、若くは気合術を行ふやうなものである。然し治療の原始的時代には、固より病の本態を知る事は出来ないから、差当り臆想によつて、何とかやつて見る。而して此の加持なり気合術なりが或る場合に効を奏した時、非医者若しくは俗人は、之を奇蹟的神秘的に考へ、病は何でも精神の作用で治るといふ風に思ひ、医学的研究の素養がないから、従つて迷信に陥る。之が学術により何故に効があるかといふ事を研究する時に、初めて病と療法との関係が次第に適切に解るやうになり、学問の発達した後には、病の性質を知つて之に適当なる療法を選ぶ事になり、爰に療法は盲目滅法ではなくなるのである。（『精神療法』、全集第一巻、五三二ページ）

近代科学を学び、専門家の自覚をもつ者として当然の自信であるかも知れない。本章冒頭に引いたように、専門学的診断を経ていない食養法が信頼に値しないという判断は、少なくともある程度までは妥当だろう。だが、この自信は時に家父長的な高圧的態度に似た相貌を見せることもある。次のような女性や障害者に対する発言は、そうした権威主義とどこかでつながっているものなのではなかろうか。身体と精神との対応関係を論じ、「小児」「老人」と論じた後の叙述である。

次に婦人は其の体質が脂肪に富み、一般に小児的であるといふ事に相当して其の精神も小児に近く、男子に比すればヒステリー性であつて、智力も意志も一般に男子に劣るものである。婦人は暗示性に富み、感情に支配され易い。従つて迷信に陥り易く、種々の奇蹟的療法等の効ある事が多い。／次に身体が強壮で筋肉の頑丈なるものは、進取の気象に富み、意志も従つて堅固であるが、虚弱なるものは、性情不決断である。／最後に五官と精神との関係を述べると、五官の中で最も精神に関係の深いものは触覚である。全く触覚を除けて精神といふものは成立たない。身体の一部に触覚脱失触覚倒錯などのある時は、精神にも種々の変化が起る。盲人や聾唖《ろうあ》の如きは、猜疑とか頑固とか種々の特有の気質といふものがある。（同前、五二二―三ページ）

森田療法の確立後も信仰療法や民間療法は後退することはなかった。それを井上円了、森田正馬、中村古峡らにならって医学的知識や正しい信仰や修養の欠如によるものと嘆き、人々の頑迷さを嘆くこともできよう。だが、人々の世界観や生活実践の実際に即し、情緒や象徴的思考を好む人間性を尊重して考えれば、少し異なった見方をすることもできるだろう。合理主義とは異なるコスモロジーもあり、科学の専門家による指導を抑圧的と感じる感受性もある。「迷信」「迷誤」とされるものが存続し続けるのは、そのような考え方、感じ方が相当範囲の人々に分け持たれていることを示すものである。養生論の伝統に慣れた人々のなかには、それを引き継ぎながら合理化しようとした森田療法に完全な知恵を見出した人がいるとともに、なお養生論的な知や実践のあり方に親近感をもち続けた人々があったに違いない。専門家が意気軒昂に合理主義を説き、権威を確立したかに見える時代が過ぎても、〈癒す知〉を求める運動がさまざまに展開する可能性をもったのは、とくにいぶかるべきことではないだろう。

IV

世界観としての〈癒す知〉

1 食養運動の転回

桜沢如一という人物

第二章では「食」を、第三章では「心」を話題としたが、ここでまた「食」に話がもどる。石塚左《さ》玄《げん》が始めた食養の運動のその後の展開に目を向けたい。時期は少しずつ現在に近づいてくる。石塚の「食養」運動を引き継いで「正食」の運動を展開した桜沢如一《ゆきかず》がこの章の主人公である。石塚の食養会の運動は一八九〇年代に始まり一九〇〇年代に確立した。森田療法は一九一〇年代に形成され一九二〇年代に確固たる体系となった。これから述べる「正食」(マクロビオティック)の運動は一九二〇年代の末に端を発し、一九三〇年代から四〇年代前半に急速な発展をとげる。石塚左玄が一八五一年生まれ、森田正馬《まさたけ》は一八七四年生まれだが、「正食」の桜沢如一は一八九三年生まれ(一九六六年没)である。ほぼ二〇年ずつの時代差を下りながら、〈癒す知〉の運動の変容をみようとしている。

桜沢如一の〈癒す知〉を理解するためには、彼の経歴を知ることが大いに役立つ。要点は桜沢がまったくアカデミズムの外にいながら、学問的知識をこなす力を身につけた人物だったということである。そのような人物が、独自の代替知の体系を築き上げたということが、この時期の新しさを表している。だからこそ彼がどこにいたかを知ることが重要なのである（桜沢の伝記としては、松本一朗『食生活の革命児』、一九七六年、がある。また、『Macrobiotique』七〇〇号「桜沢如一特集」、一九九六年、『アルバム　ジョージオーサワ（桜沢如一資料集）』刊行年未詳〈上記二点はともに、日本ＣＩ協会刊行〉、も参考になる）。

桜沢の父、孫太郎は和歌山県新宮の山間に育ち、地元で学校教員を務めた後、京都に出て警察官となった。如一が六歳の時、父は愛人を作って家を去り、母、世津子は助産婦を開業して生計を支えた。しかし過労がたたって結核にかかり、如一が一一歳の時に世を去った。勤勉で勉強好きであった母へ

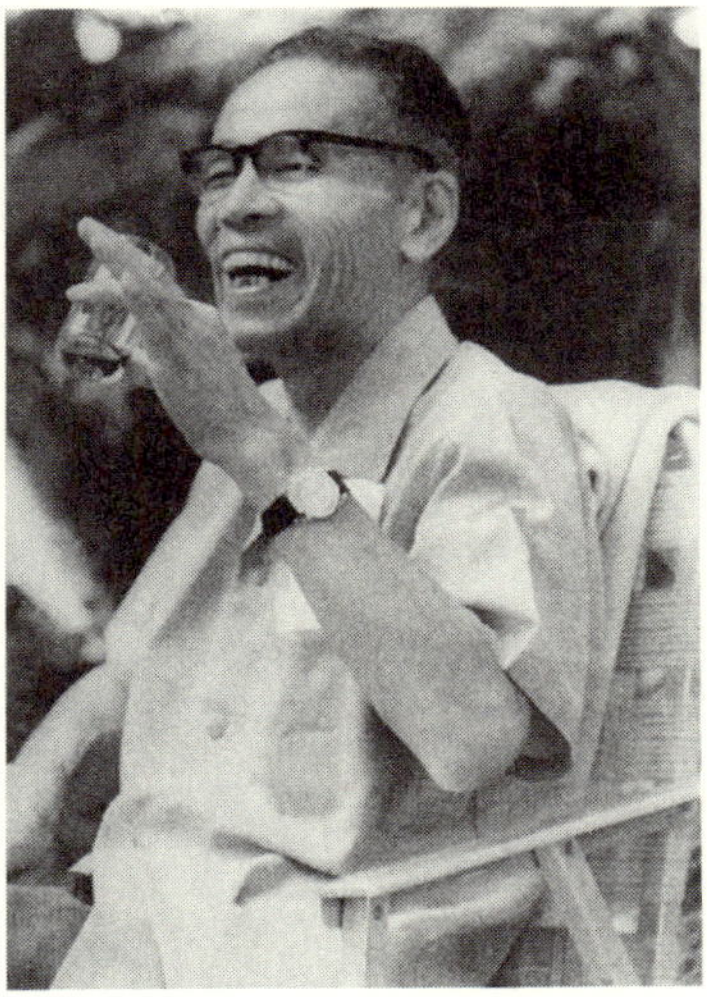

桜沢如一

桜沢は大きな組織を作ることがなかった．詳しい伝記も書かれておらず，膨大な量に及ぶその著述もあまり注目されていない．戦後は世界連邦建設運動に加わったり，インドやアフリカやヨーロッパに足かけ8年の「世界無銭武者旅行」を行ったりした．

の如一の敬愛は、後々まで深いものがあった。如一の弟妹三人も夭逝《ようせい》しており、後の如一はこれらの不幸は母が栄養学に従って、ハイカラ食を好んだためだと考えている。

その後、一時、父と後妻に育てられ、寺や葉茶屋に預けられもした。ゆとりがない中、苦学しながら京都市立第一商業学校を卒業し、神戸や横浜の何軒かの貿易会社で働くとともに、フランス語にも習熟した。関東大震災の年（一九二三年）に横浜で独立し、日本デブリ社を設立して高速度撮影機の販売を始めるが一年余りで倒産し、以後、食養会の運動に全力で打ち込むようになった（なお、この時学んだ映画の知識をもとに、一九二七年に『最新映画製作法』という共著を刊行してもいる）。桜沢が食養会に関わるようになったのは一九歳の時（一九一二年）で、結核で苦しんでいるとき、図書館で石塚式食養法の書物に出会い、それを実行することによって健康を回復したという。一九一六年には食養会に入会し、『食養雑誌』への投稿を始め、また支部長を務めたり、講義集会を開いたり、社員に食養を勧めるようになっていた。

一方、一九一八年にはローマ字による「大和ことばのよみがえり」を掲げてローマ字文芸月刊誌『YOMIGAERI』を創刊しており、文才や組織運営能力など、その多彩な能力の開花の道を探ってもいた。ボードレールの詩集やシュニッツラーの戯曲のローマ字訳本を刊行したのは二〇歳代の後半のことである。日本デブリ社が倒産した後、東京の中野で米屋を営む一方、食養会と日本ローマ字社に本格的に打ち込んでいく。米屋は玄米や食養商品を販売する場でもあったと考えられる。一九二七年には食養会の監事になるとともに『食養雑誌』の編集主任ともなった。この頃、桜沢は食養会の運動のリーダーとして急速に頭角を現し、運動の主導権を握ろうとしていたようだ。

リーダーシップの獲得

一九二八年の夏には北海道で講習会を開くが、如一の死後、如一を引き継いで日本CI協会の会長となった夫人の桜沢里真《リマ》は、マクロビオティック（正食）の歴史はこの講習に始まると述べている（『Macrobiotique』七〇〇号）。すでに一九二七年には、「西端学《にしはしまなぶ》原著、桜沢如一解説」という形をとって、『日本精神の生理学』（食養会事業部刊）を刊行していた。西端は食養会運動に共鳴する元陸軍大佐で、地理学や植生・生態に詳しく、その知識によって食養会運動に新たな理論的基礎を提供しようとしており、当時、桜沢は西端を自らの師として尊敬していた。一九二八年には桜沢の自著として、『食養講義録』全五冊（『食養学序論』、『食養学原論』二冊、『食養療法』、『食養料理法』）が刊行される。これらはいずれも社団法人食養会事業部から刊行されたものである。食養会事業部は「食養諸品」の品目を増やし積極的販売に乗り出したり、「活動写真班」や「講演診察班」による普及活動を企画したりもした（『日本精神の生理学』巻末）。ちなみに当時の食養会事業部では、次のような商品を扱っていた（一九二七年刊行の『日本精神の生理学』の巻末広告による）。第二章に一九一八年当時の取り扱い商品を掲げたが（六六ページ）、それと比べると約一〇年後のレパートリーの拡張がうかがわれる。

＊食養珈琲―哺乳粉―胡麻油―胡麻の実―粉末乾燥の氷「妙氷《ルネッサン》」―本草学的珍菓「聚楽」―日本古伝「茄子黒焼」―双塩病因外用薬―同婦人薬―同腰湯薬―ケンボノナシ―本椿水油―本椿油―本葛―黒焼茄子―石塚家々伝調胃薬―同整腸薬―同沈咳薬―同水治薬―タイム式半搗米と糠―其他

当時の食養会事業部は桜沢に掌握され、桜沢のカリスマ的指導力による熱を帯びた運動へと展開しつつあったようである。

ところが、一九二九年四月、桜沢は突然、シベリアを横断して単身パリへと赴く。年譜には「「無双原理」を世界に発表すべく」とあるが（『アルバム　ジョージオーサワ』）、後に桜沢と袂を分かつに至った食養会支持者の林仁一郎は次のように述べている。「食養史上空前の盛況を見たのもこの頃であったが、間もなく医師でないものが、医療行為をするということで、そのすじから追われることになり、彼はシベリア鉄道を介してフランスに逃げた」（林―一九七七、三四六ページ）。林自身は数年間、桜沢に協力して奮闘したが、この後発心して勉強を始め、やがて医師となり、西洋医学と食養会の両立を図るようになる。政治運動や社会運動に警戒の目が注がれるとともに、近代的な制度からはみ出す民間の宗教集団や癒しの集団への許容基準の制定が模索されている時代でもあった（田邊―一九八九、第一〇章）。食養会が熱のこもった運動に展開していこうとしている様子が、当局の目には専門家が支える知の秩序、ひいては広く社会秩序を脅かす危ういものと映ったのであろう。

無双原理の提示

着の身着のままでパリに着いた桜沢は、原稿を売りながら独学するといった耐乏生活を続けた後に、次第に共鳴者を得るようになったらしい。一九三一年にはフランスでの研究の成果を盛り込み、アンドレ・マルローの支持を得て、有力出版社ブラン社（Vrin）から『東洋の哲学および科学の無双原理』（*Le principe unique de la science et de la philosophie d'extrême orient*, 日本語訳『無双原理・易――実用弁証法』、一九三六年）が刊行される。「無双原理」（le principe unique）という語、そしてその略語であるPUは、この後、桜沢の思想の核心を示す語となる。従来の食養会とは区別されるマクロビオティック（正食）の運動は、外形的には一九二八年の講習会に始まるのだろうが、思想的裏付けはこの書物によって固められたと言えよう。滞在中にはさらに『花の本』『鍼《はり》と中国医学』という著書や、仏典の翻訳書も刊行し、フランス人への東アジア文化の紹介者として足場を固めていたことが知れる。

一九三五年、桜沢は超小型飛行機の専売権を得て帰国し、日本飛行機会社での国産化に道をつけた。それで得た資金によって、東京田村町（西新橋）に食養会本部と病院を作って移転させ、再び食養会の実権を握るようになる。アレクシス・カレルの『人間　この未知なるもの』の翻訳を刊行したり、『身土不二《しんどふに》の原則』『自然医学としての神道』『健康の六大条件』『食養人生読本』など多くの書物を刊行するとともに、皇族などの有力者の健康指導を行って後ろ盾としようとした。しかし、一九三九年、結局、食養会理事会は桜沢の追放を決定する。医師の理事との対立が主要因であるともいう（松本―

一九七六、六九―七〇ページ)。一九四〇年、桜沢は大津に無双原理講究所を作り、食養会とは異なる新たな運動に乗り出すことになる。桜沢が食養会の枠をはみ出していく動きは、一九二八年の講習会から始まったが、パリでの「無双原理」の定式化を経て思想的な裏付けを得、一九四〇年の無双原理講究所の設立によって完了する。このときをもって、名実ともにマクロビオティック運動(正食運動)が確立したと言えるだろう。

後に桜沢と再婚する里真(リマとも表記する。旧名、田中さなゑ、一八九九―一九九九年)が桜沢に初めて出会ったのは、一九三六年のことである。運動に加わる人の一例として、この桜沢里真の場合について略述しよう。生来病弱な上に、結婚に恵まれず、心身ともに苦しみ、三〇キロくらいにまでやせてしまっていた。そんなとき桜沢如一に出会い、講演を聞きに行くと、おおよそ次のような話があった。「――食物によって人間は健康にもなるし、ばかにも利口にもなる。すべてのものは陰陽からなっており、それが宇宙の秩序である。人間には男女があり、食物にも体を冷やし、ゆるめるもの(陰性)と、温め、締めるもの(陽性)がある。動物性の食事をとることは、宇宙の秩序に反したことだ。また、日本人の健康を害している一番のものは砂糖だ」。里真はさっそく食生活を改善し、だんだん健康になったが、ある日、我慢できなくなって甘いお菓子をいくつも食べると、とたんに肋間神《ろっかん》経痛に襲われた。これは指導に従って生姜《しょうが》湿布《しっぷ》をして治ったが、より重大な問題は夫との食事をめぐる対立で、けっきょく里真は家を出ることになった。そして本格的に正食を学び、きわめて健康なからだで、再婚した桜沢を最後まで支えていくことになる（同前、八六―九三ページ）。

2 新しい世界観

代替知の運動へ

石塚左玄を創始者とする食養会の運動と区別されるマクロビオティック（正食）の運動は、一九二八年から四〇年の間に桜沢如一によって形成された。前者と後者の違いは、世界観としての自立性をもっているかどうかという点にある。前者は伝統的な養生論と同様、精神論を含みつつも実際的な健康法の範囲を大きくはみ出すことなく、西洋医学に基づく医療との平和共存を目指し、まずは西洋医学の枠内に落ち着こうとしていた。これに対し、後者はある種の、広い意味で宗教的といえるような体系的思想を掲げ、西洋科学への正面からの批判を打ち出していく。「東洋哲学」や「日本精神」を鼓吹し、支配的な学知に対抗するオルタナティブの（代替的な）体系知を誇り高く掲げる大衆運動を展開していった。ともに「食」をめぐる〈癒す知〉を提示する運動であるが、食養会の運動は思想体系としての組織化が弱く、特殊な狭い範囲の知や技術の伝達・共有にとどまるものであったのに対し、マクロビオティックの運動は世界観として高度に組織化され、賛同者の精神生活の全体を巻き込むような思想性をもつものだったのである。

では、桜沢が打ち出そうとした新たな世界観、あるいは近代的な学知への代替知とはどのようなものだったか。桜沢自身はそれを「身土不二の原則」や「無双原理」という用語で示しうるものと考えていた。それはまた、「生命現象と環境」についての学とも「日本精神の生理学」ともよばれた。それらは新しい「世界観」なのであり、その「世界観」によってものごとを見ることは「魔法の眼がね」によってものごとを見るように、新たな光のもとに世界を見ることなのだとも説かれていた。こうした新たな思想体系について、やや詳しく見ていこう。

「身土不二の原則」という用語とその用語で示される考え方は、桜沢が西端学から学んだものである。桜沢は西端を彼の師として尊敬していた。もちろん石塚左玄の考えがもとになってはいるのだが、近代科学の知識水準に伍して、それに対抗できる思想となるには、西端学によるその学的洗練から支えを得る必要があった。西端がどのような経歴を持ち、どのような知識や思想をもった人物であるか筆者のもとに詳しい資料がない。陸軍大佐であったこと、食養会の理事を務めたこと、『日本精神の生理学』（一九二七年）のうちの桜沢に由来しないと思われる知識や思想が彼のものであろうことが推測されるにとどまる。だが、それらのことから知れるのは、西端が地理学や植生や生態に深い関心を寄せ、世界の地理や生物と環境の関わりについての知識と食養会の考え方とを巧みに結合させ、石塚の食養説の弱点を補強しようとしたということである。

身土不二の原則

『日本精神の生理学』は地球上の生態環境を寒帯、冷帯、温帯、熱帯の四地域に分け、各帯の気候や太陽の黒点の影響（＝「天命」とよばれる）、大地の様子と動植物の生存状況（＝「地令」とよばれる）、各帯の衣食住の状態について述べ、それらが各帯の人間の精神のあり方とどのように関わっているかについて論じている。たとえば、ヨーロッパの多くがそこに属する冷帯は「涼冷、枯寒、乾きたる大気と対抗して常住不断に体温保有の戦をつづける要ある処より大気に対し、自然に対し陰鬱憂愁なる思想を抱き薄明の中に生活をつづけて行く。漸くその地の産物たる動植物の救援を糾合して以つて辛じて体温を保つてゐる」（『日本精神の生理学』五〇ページ）。これに対して温帯でしかも四季の変化がきわめて鮮明であり、「厳寒と炎暑の陶冶」をともに十二分に受けてきたのが日本の特徴で、「感受性は愈々《いよいよ》鋭敏にして而《しか》もその不撓不屈《ふとうふくつ》の抵抗力は飽《あ》くまでも強い」（同、五三ページ）とされる。「日本精神」のすぐれた点を示そうとする意図が目立つが、和辻哲郎《わつじてつろう》の『風土』（岩波書店、一九三五年）や梅《うめ》棹忠夫《さおただお》の『文明の生態史観』（中央公論社、一九六七年）や一九六〇年代以降の照葉樹林文化論に連なる生態論的、風土論的文化論の系譜に属する論考といえよう（南―一九九四）。

このような風土論を支えとして、その生態環境にふさわしい食物を食すべきことが主張される。こ

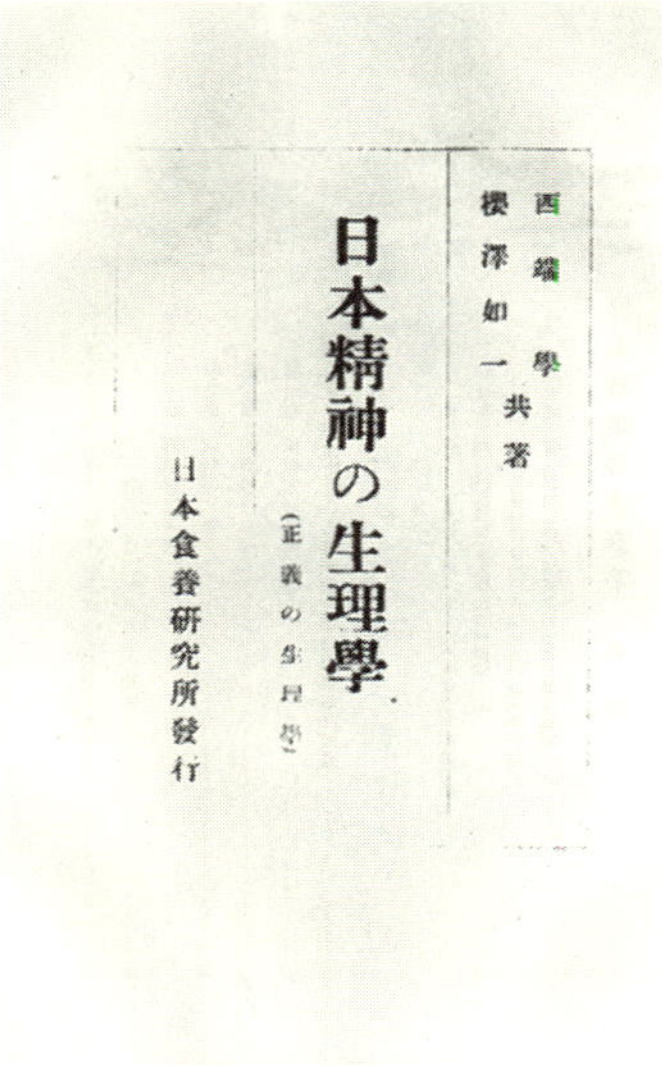
西端學
櫻澤如一　共著

日本精神の生理學

（正義の生理學）

日本食養研究所發行

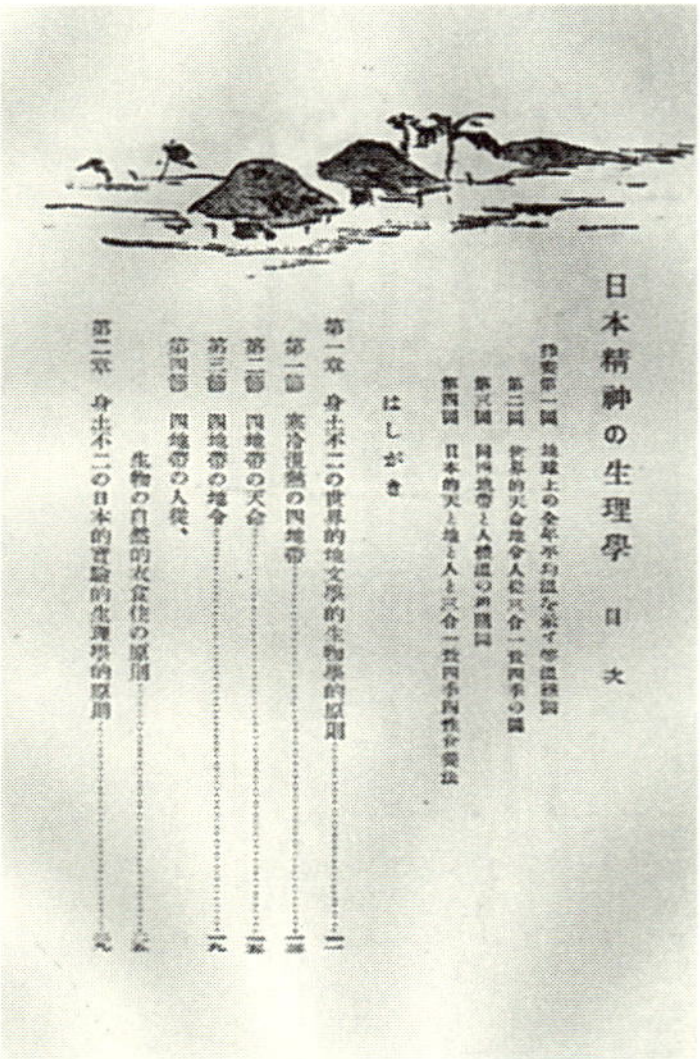
日本精神の生理學　目次

挿畫第一圖　地球上の全年平均温を示す等温線圖

『日本精神の生理学』（右：表紙，左：目次）

れが西端学に従い、桜沢が「身土不二の原則」とよぶものである。生態環境を配慮した文化的伝統がいかに精妙なものであるかを示す例として、西端＝桜沢は古来の名作の仏像には、外側だけでなく空洞とされた胎内《たいない》の内側からも漆《うるし》が塗られ、内外双方の大気の働きが調整できるように配慮されていることをあげ、次のように論じている。

人体も亦《また》仏像同様の理により、世界各地住民各々その土地その季節に、その地の大気の気圧と方向と温度と乾湿と空中地中の電磁気其他一切の最も広義の自然環境によりて育まれたる産物を成るべく一物全体――その物として調和完成せる生物全体を――即ちその生成の原料とその結果を完全に摂取する為に――又出来得る限り自然の意志に即し、人為に走らざる様、成るべく手をかけて精製する事をさけ、最大限度にその材料を損ふ事なしに自然そのものを摂取する様にすれば体内に於て又其土地其の季節の大気の影響の下に於て分解し、消化し、内気を発生するに当り、外界自然の大気外気と調和を完了し、四季共常によく平衡を保ち健康無病たるは理の当然たる処、従つて福徳二つながら並び来るのである。（『日本精神の生理学』六九ページ）

生活環境学

ここには地球全体の生態秩序を重んじる現代のエコロジー運動とよく似た考え方が示されている。ただし、そこに次のような修養論、精神論が加わる。養生論の伝統から食養会運動に引き継がれ、マクロビオティック運動で新しい形へと展開される、宗教＝道徳的「教説」の側面、「世界観」としての側面である。

「食」とは食物である。食物とは人体を養う環境自然である。即ち所謂食糧品飲み物の一切と、それを形成し且提供するその土地、その気候、その国の伝統、その土地の大気の圧力、温度、湿度、光明、光熱、電磁力其他一切の自然環境を含包する。又「養」とはその「食」の正しき摂り方である。「正しき」とは飲食嗜好に於て偏せず溺れず、囚われざる中正中庸の大道を云ふ。これ即ち修養の最も根本的基礎である。食は所謂栄養物である、養は精神である。故に食養とは最も基本的根本的な生理学的な又物理化学天文地文等一切の学を綜合し統一する正知正行である。所謂食養生でもなく、又決して「栄養」食の如き栄養品に囚われたる「食」や術ではないのである。この精神と原理の上に打ち立てられた生理学こそ日本精神の生理学である。（同前、八七ページ）

一九四二年には桜沢は「生活環境学——ビオ・エコロジー」という文章を収めた『生命現象と環境』という小著を著しているが、その考え方の基調は『日本精神の生理学』（一九二七年）や『身土不二の原則』（一九三六年）にすでに十分に示されていたものであった。そこには確かに日本におけるエコロジー運動的な思考の早い現れがある。一方でそれは「食」の作用に対する常識をはるかに越えた信念や、日本的な精神伝統への誇りや、心の持ち方や修養についての強い主張と織り交ぜられてはいる。しかし、他方では、石塚以来の食養会にはまだ萌芽的にしか存在しなかった、複雑な環境や多様な生物の共存状況への鋭敏な関心が随所に見られる。ナトリウム塩やカリウム塩に関心を集中するのではなく、自然や生き物のあり方への広く豊かな関心が呼び覚まされている。そこに自然科学の発展によってもたらされた分析的な観察力と、近代以前からの生活に根ざした認識様式との新たな総合の意欲がある。民衆の生活知や伝統的な養生論の中に含まれていた、自然との調和を求める実践的な自然認識を近代科学の知に対抗させながら、両者を結合しようとする試みなのである。

無双原理という世界観

以上、「身土不二の原則」とよばれるものについて述べてきたが、桜沢は「身土不二の原理」と「無双原理」を、相互に結びついてはいるが相対的に独立した二つの思想原理としてとらえていたようである。「身土不二の原則」は人間と自然環境との関係に関するテーゼであったが、「無双原理」とよばれる思考法は、このような自然環境の認識とも深く関わっているが、それだけでなく人事や社会生活全般にも関わる総合的な「世界観」として構想されたものである。「無双原理」にあたる考え方の主な要素は、すでに一九二八年刊行の『食養学序論』や『食養学原論』（全五巻、第一巻「人類を作る力について」、第二巻「人類を作るものについて」、第三巻「生命及び生活現象の支配者について」、第四巻「我等何を食すべきか、我等如何に食すべきか」、第五巻「『行』の食養道」）に出そろっている。しかし、そこでは桜沢の考え方がまだ十分に整理されておらず、要となる用語のいくつかがまだ固められていない。一九二九年に渡仏して以来、数年のフランス滞在中に、桜沢の考え方はより理論的で鮮明な表現を得、「無双原理」なる「世界観」としての体系性をもったものとして示されるようになる。

それは一言で言えば、中国の易の伝統によって定式化されてきた、陰陽の相互関係に基づく世界の見方であり、正食によって養われるとともに、正食を実践する基礎ともなるべきものである。この世界観は日本古来の「神ながらの道」(人為をさしはさまず神慮のままに生きる道、すなわち神道)と合致するものと考えられているが、より論理性をもつ一方、日本中心主義的な考え方をとらない人にも説得性をもつものである。さらにそれは、大いに役に立つ「実用弁証法」であるとともに、宇宙の真理そのものをとらえる方法であり、生活全体にわたり正しいものの見方を示す理論でもある。この「無双原理」によってものごとを見通していくと、「魔法の眼がね」を通してものごとを見るように、すべてが新しく見えてくるという。

無双原理の解説書として、まずはフランス語で刊行された『無双原理・易——実用弁証法』がある(*La Principe unique de la science et de la philosphie d'Extrême-Orient*, Vrin, 1931)。野心的で力強い書物ではあるが、全篇にわたって学知的な用語が並べられ、複雑で必ずしも呑み込みやすいものではない。しばらく後に日本で刊行された『宇宙の秩序』(一九四一年)なども同様である。これらの著作の中心的なテーゼや全体的構想を示す図を掲げておこう(一九六、一九七ページ図)。

根本無双原理の十二の定理

『無双原理・易』ではナトリウム塩とカリウム塩の対抗軸という生化学に拠点を置いた説明原理に触れつつも、易の陰陽理論をより根源的な説明原理とするに至った経緯が語られている。その上で、易の陰陽理論を桜沢流に紹介し、それを用いることで近代諸科学の成果を取り込むことができ、かつそれにかわって、人間が自然社会諸現象に対処する際の指導原理ともなりうるものであると説いている。無双原理の中核は、「宇宙万物は、陰陽より成る」というものである。この「万有無双原理」「根本無双原理」はただ一つの「全哲学、全科学にも通じ、いっさいの根本原理、中枢原理であるという広大な意義と価値をもっている」（日本語訳『無双原理・易』、日本ＣＩ協会、一九八三年版、五九ページ）。

根本無双原理の分節化された内容は十二の定理にまとめられる。無双原理に内包されたものであり、そのいくつかは老子の道徳経に通じるものだが、このような整理の仕方は「まったく私の作るところである」という（同前、六〇―六一ページ）。

定理（一）陰陽（以下、陰陽を陰極と陽極とするも可）を生ずるものは実有である。

定理（二）陰陽は、実有より不断に派生し、分極し、相関往来し、栄盛し、不断に実有に帰入消滅する。

定理（三）陽は求心、圧縮の性を有し、陰は遠心、拡散の性を有し、おのおの、その性反対なり。

定理（四）陽は陰を、陰は陽を互いに牽引す。

定理（五）森羅万象《しんらばんしょう》は、あらゆる比例において陰陽を荷帯せる実有大極の、複雑にして無数なる微分子の集合体なり。

定理（六）森羅万象は、単に種々なる程度の動的均衡を示す陰陽の集合体なり。

定理（七）絶対的陰、もしくは絶対的陽なる事物は存在せず。

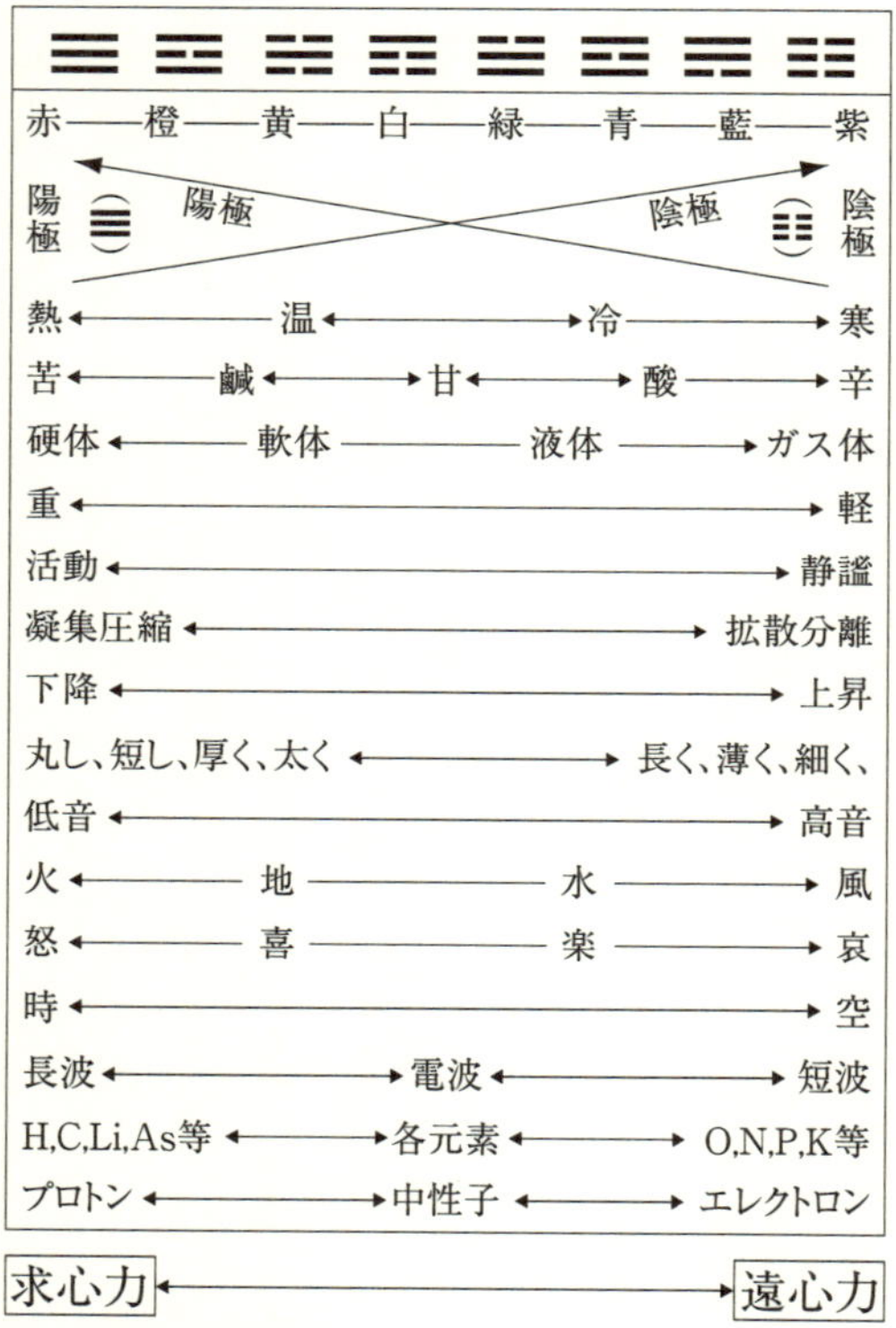

万物の陰陽分類図

※　『無双原理・易』，75頁より．

無限宇宙の対数的スパイラル進化の七つの段階を示す

宇宙の秩序（新版―英，仏文よりの訳）

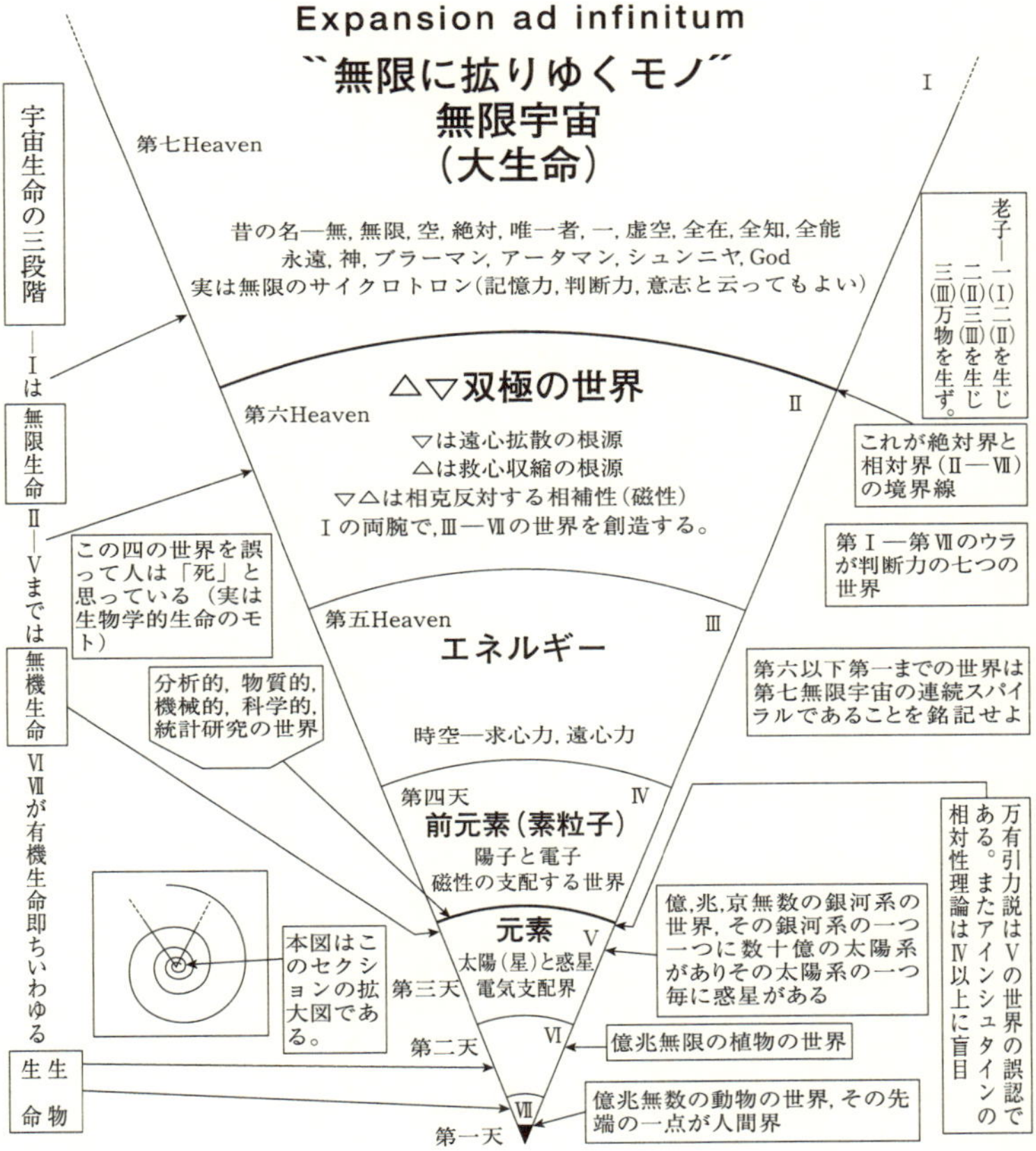
Expansion ad infinitum
``無限に拡りゆくモノ"
無限宇宙
（大生命）
第七Heaven
I
昔の名―無，無限，空，絶対，唯一者，一，虚空，全在，全知，全能
永遠，神，ブラーマン，アータマン，シュンニヤ，God
実は無限のサイクロトロン（記憶力，判断力，意志と云ってもよい）
宇宙生命の三段階
―Iは
無限生命
II―Vまでは
無機生命
VI VIIが有機生命即ちいわゆる
生物生命
老子―一（I）二（II）を生じ二（II）三（III）を生じ三（III）万物を生ず。
△▽双極の世界
第六Heaven
II
▽は遠心拡散の根源
△は求心収縮の根源
▽△は相克反対する相補性（磁性）
Iの両腕で，III―VIIの世界を創造する。
これが絶対界と相対界（II―VII）の境界線
第I―第VIIのウラが判断力の七つの世界
この四の世界を誤って人は「死」と思っている（実は生物学的生命のモト）
第五Heaven
III
エネルギー
分析的，物質的，機械的，科学的，統計研究の世界
第六以下第一までの世界は第七無限宇宙の連続スパイラルであることを銘記せよ
時空―求心力，遠心力
第四天
IV
前元素（素粒子）
陽子と電子
磁性の支配する世界
万有引力説はVの世界の誤認である。またアインシュタインの相対性理論はIV以上に盲目
元素
V
太陽（星）と惑星
電気支配界
第三天
億，兆，京無数の銀河系の世界，その銀河系の一つ一つに数十億の太陽系がありその太陽系の一つ毎に惑星がある
本図はこのセクションの拡大図である。
第二天
VI
億兆無限の植物の世界
VII
第一天
億兆無数の動物の世界，その先端の一点が人間界

宇宙の秩序を示す壮大な図式

※『宇宙の秩序』巻末より．

定理（八）一物も中性なるなし。必ず陰または陽に多寡あり。
定理（九）森羅万象相互間の引力は、各対者間の異性（陰陽）量の差に比例す。
定理（十）同名の性は、相排斥す。同性の二物の排斥力は、その差に逆比例する。
定理（十一）陰極まりて陽生じ、陽極まりて陰生ず。
定理（十二）万物、その内奥に陽を荷帯し、外側に陰を荷帯す。

きわめて抽象的な「定理」なので、どこに独自の主張があり、とりわけ「正食」の実践と関わりがあるのか、理解しにくいだろう。実際、（一）から（十）までは易の考え方を西洋哲学や近代科学風の表現に巧妙に言い換えたもので、独自性は少ないようにも見える。もちろんこれらも正食の実践に関わるが、とくに関わりが深いのは（十一）と（十二）である。そしてこの部分に、桜沢の考え方が濃厚に込められている。この点については、次節で明らかになろう。

とりあえず、以上の無双原理が健康や治療とどのように関わっているかを論じた部分をのぞいてみよう。桜沢は「医学と無双原理」（第五章）を論じた箇所で、従来の医学的療法を西洋医学、東洋医学、漢方医学にまたがって見渡し、薬物療法、物理療法、生理的療法、心理的療法（精神療法）に整理して、それらは皆、それなりの妥当性をもつが対症療法に過ぎないという。そして、「処が茲《ここ》に東洋独特の根本的と呼ばれ得る療法がある」という。「その根本的療法とは何かと云えば、それは疾病の真原因を取除く方法である」（同前、一五〇ページ）。

根本的療法とはあらゆる外物の力を藉《か》りる事なく、何等の特殊なる努力を要求する事なく自然に疾病の根本を消滅退散せしめ、更に再び如何なる疾病にも冒さるる事なき健康を確保し、人生の真の幸福と安心を与うる底のものである。（中略）

如何に高等なる療法と雖も、薬物其他外物の力を藉《か》りるもの、或は何等かの特殊なる努力を要するもの（神信心、水ごり、断ち物、苦行、静座、呼吸法、あらゆる精神的修養等）は全て根本的療法ではない。全て対症的である。不自然なる努力である。

天行の健なる如く、陰陽往来常に均衡を保つて狂う事なき如く、人間が若し万物の霊長であるなればその身心は自ら健全なる進展を示すべきであろう。それは決して人間の不自然な努力に俟つ如きものではなかろう。（同前、一五二―四ページ）

究極の道としての根本療法

桜沢は免疫についても触れていて、「免疫性なるものは、別に特殊な性能ではなくて、単に自然良能の一つの作用に過ぎぬのではないか。自然良能は何人も生れながらに有しているものではないのか」。（同前、一五一ページ）「自然良能」の語に注目しているが、これはすでにこの頃独自の心理療法を確立しつつあった森田正馬と同様である。自然であることを原理とする「根本療法」に、かなりの程度、接近しているのは静坐法や呼吸調和法である。それを越えたさらにすぐれた方法が「根本療法」、すなわち食養法（正食法）ということになる。静坐法や呼吸法に学びながらそれらを越えようというのも、森田と似ているところだ。

> 私はこの呼吸と云う不可思議なる陰陽結合（燃焼）現象に微妙なる生命の秘密、肉体と精神の出現を見、此の生命の基本的条件と調節によつて生命の不安を取り除こうとする一切の呼吸調和法静座法をして完全なる根本的治療法たらしめん事を切望するものである。即ち此の神秘なる東洋医学の発見静座法呼吸調和法を一定の時間、特別なる努力を払つて行うのでなく、その統一経営を昼夜の別なく、活動時も休息時も無休不断に、自然に自動的に行う機械即ち植物性自律神経系統を健全にして、これに委任して了《しま》うのである。斯《か》くの如《ごと》き状態こそ根本療法の最高峰であり、医学の理想郷であり、平和の法悦の心境であろう。斯の如き状態こそ陰陽の調和を一身に現示する円満無碍《むげ》、春風駘蕩《たいとう》、無畏《むい》不動《ふどう》の妙好人《みょうこうにん》ではなかろうか。それこそ陰陽無双原理を体得する者ではないか。（同前、一六一－二ページ）
>
> これは老子の所謂知足知止――足るを知り、止まるを知るの境地で、此の陰陽に法《のっと》るの境地に至るには陰陽を先ず知らねばならぬ。陰陽を知れば陰陽に法る事が出来、思わずして至り、願う処は全て達せられ、何等外物の力を藉《か》りる事なく、何等特殊なる努力を要する事なく、自然に道に合した生活を営む事が出来、あらゆる不幸と災厄を免れるのであろう。此の意味に於ては食養も呼吸も此の陰陽を知るに至る最も優れた階梯《かいてい》と見なされる。（同前、一六三－四ページ）

自然な食事であるところの正食（食養）を実践することが、道にかなった生活を送ることになる。きわめて高い究極の目標である道の体現に対して、日常生活の卑近ではあるが、重要で有効な実践として「食」がある。森田が「心理」に見出した「癒し」の秘訣が、ここでは「食」に求められている。それは物質的、生理的なレベルから人間を整え、あるいは変革するが故に、重要なのだという。だが、「食」の方法は食にとどまらず、「世界観」に通じ、「哲学、政治・社会政策、経済、文明と物明、倫理」のすべてに及ぶという（第六章）。では、これら諸次元は具体的にどのように関わり合っているのだろうか。『無双原理・易』では、そこがもう一つわかりにくい。

3 『魔法の眼がね』

天眼鏡と分光器

抽象的で日々の実践との関わりがわかりにくい『無双原理・易』に対して、同じく無双原理を解説しているが、脚本形式でたいへんわかりやすい『魔法の眼がね——物の見方、考え方』（一九四〇年）という書物がある（第三版は『魔法のメガネ』日本ＣＩ協会、一九七二年刊、以下の引用はこの版を用い

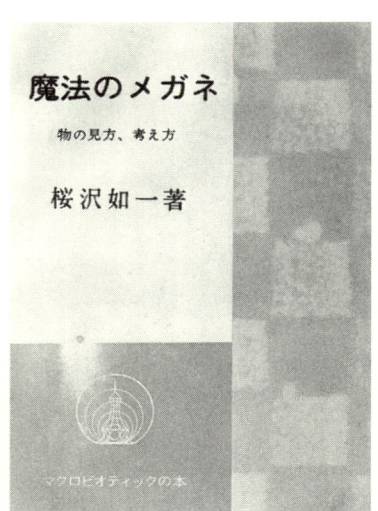

魔法のメガネ

物の見方、考え方

桜沢如一著

マクロビオティックの本

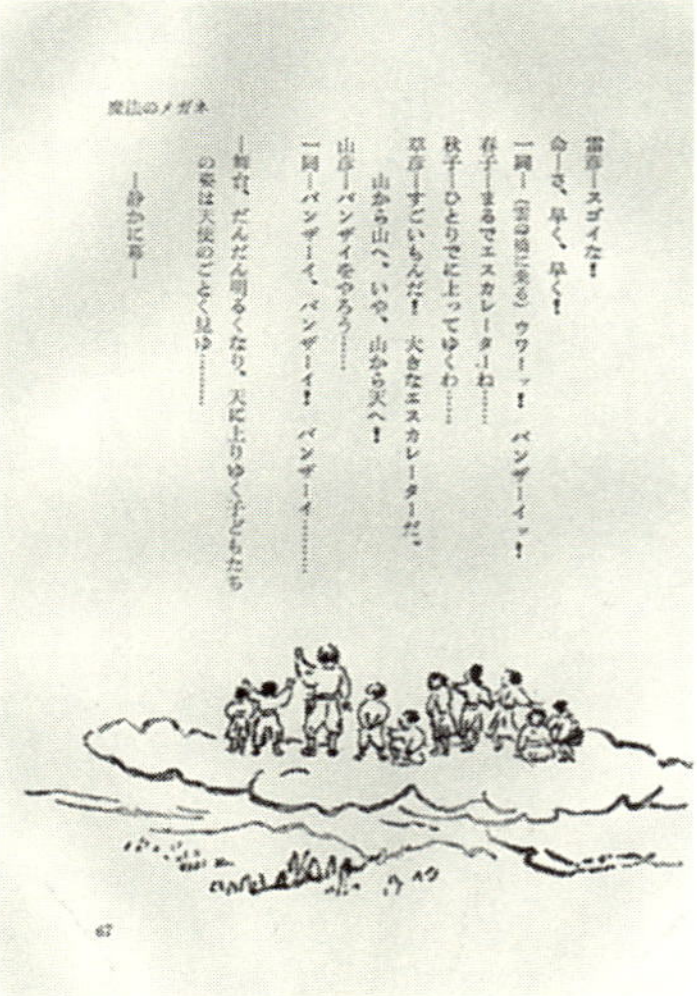

魔法のメガネ

雷彦―スゴイな！
命―さ、早く、早く！
一同―（雲の橋に乗る）ウワーッ！　バンザーイッ！
春子―まるでエスカレーターね……
秋子―ひとりでに上ってゆくわ……
草彦―すごいもんだ！　大きなエスカレーターだ。
　山から山へ、いや、山から天へ！
山彦―バンザイをやろう……
一同―バンザーイ、バンザーイ！　バンザーイ………
―刻々、だんだん明るくなり、天に上りゆく子どもたち
　の姿は天使のごとく見ゆ………
　―静かに幕―

67

『**魔法のメガネ**』（第３版，1972年）
右：表紙，左：本文

る)。この脚本形式の思想教育書を紹介しながら、桜沢のいう無双原理の実践的な意味とは何かを明らかにしていきたい。桜沢の文才躍如たるものがあるので、その香りのなにがしかも伝えるよう心がける。

ところで、「魔法の眼がね」という言葉の意味を示唆する叙述は、すでに『無双原理・易』の中に見いだされる。この本の冒頭で、桜沢は「食養」を次のように定義する。

食養とは、生物学的環境、すなわち自然を、生理学的環境、すなわち人間に変化せしむる現象もしくは行為であって、その行為の唯一の正しい方法が、後者を前者に適応せしむるにあること、云い換えれば、人間を幸福にするには、人間を自然の子にするよりほかに方法のないことを生理学的に説くものである。(同前、四三ページ)

そして、「十年あまり食養を説いているあいだに」「いつとはなしに、食養の原理を、陰陽という言葉で説いた方が、いっそう分かりよいのではないかと思いついた」という。ところが、そうしているうちに、それが効果的であると同時に、逆に、易そのものがより分かりやすくなってきた。ちょうどその頃、ある講習会で中学の物理の先生から「ナトリウム性の勝《まさ》った物は、いったいに赤黒い、と云われるが、ナトリウムを分光器にかけて見ると、黄橙《きだいだい》のスペクトルを示す」というような言葉を聞き、「分光学的易の研究」を思いつくようになった。フランスに来てからはソルボンヌで自然諸科学の講義を聞きながら、「それを片はしから陰陽原理に翻訳する可能性を試してみた」という。

面白いことに、化学、物理のごとき基礎科学は申すにおよばず、生物化学のごとき複雑多岐なものの難問題も、分光学のごとき前人未踏の学の帰趨まで、一度、『易』という天眼鏡をもって望むと、たちまち氷解自証されるので、非常な興味を私は覚えた。／ここに、『易』の科学的認識、科学的指導原理としての『易』の発見がある。(同前、四四ページ)

ここでは「魔法の眼がね」という語は用いられていないが、それが何であるかはかえって印象的に示唆されている。「魔法の眼がね」は易者が手相を見る「天眼鏡」であると同時に、ふつうの眼では見えない自然の深い層を開明する科学的な「分光器」でもある。宇宙の根本原理を示す陰陽の理論であると同時に、個々の事物に分け入ってその特徴を見抜いていく科学的な分析の眼をかねそなえたものだ。これこそ桜沢のいう「魔法の眼がね」なのである。

いのちのふしぎの命

「五幕一三場」の脚本『魔法の眼がね』は「とき／神代と現代」「ところ／高天原《たかまのはら》(天の上の神さまの世界)」という舞台に展開する。まず、ナレーションによりこの劇は「魔法の眼がね」の作り方を学ぶ、すなわち「世界観」を身につけるためのものであることが語られる。そして世の始まりの描写——冷たく暗い世界に光が生まれる。闇の世界の果てに太陽が現れ、その太陽のそばを飛び回るゴミのようなものの一つが地球である。その地球に近づいていくと「いのちのふしぎの命《みこと》」の姿が見えてくる。以上がプロローグである。

第一幕、第二幕はキャンプの情景。山彦、海彦、草彦、雪彦、雷彦の少年たち、春子、夏子、秋子、冬子、花子の少女たちが、「いのちのふしぎの命」に会いたいと願いながら、キャンプで断食生活を送っていると、夜中に「いのちのふしぎの命」が現れ、「これから無双原理をすぐ教えてあげよう」と皆を雲の橋に乗せてくれる。第三幕から第五幕は「いのちのふしぎの命」の宮と神々の世界である。そこで「いのちのふしぎの命」が子供たちに「魔法のメガネ」のことを教えてくれる。魔法のメガネをかけると「ものごとのほんとうのこと」が見えてくる。「姿や形や色を見て、その「こと」や「もの」や「ひと」の由来や、源や、行く末や、つまりその本質がすぐ見えるのさ」。たとえば、人を見ても、その顔形や、色や、着物や、地位やことばなどで迷わされずに、その人の生い立ちや、気質や、性格、人格、力量、運命まで見えるのさ」（『魔法のメガネ』、九〇ページ）。

海彦が質問する。「どうして下界の学校では、それを教えてくれないのでしょう?」「いのちのふしぎの命」の答え。「これは学問じゃないからさ」。学問は確かに便利なものではある。しかし、それだけのものであって、使い方次第では、今ヨーロッパで起こっているような戦争を引き起こすことにもなる。知識と学問はたしかに進んだが、それを人類の幸福のために使うもっとも大事な方法を教えない。つまり「精神」がおくれている。「この精神を、あたらしい言葉で言うと世界精神、世界観、指導原理というのさ。まあ、古い言葉で、人生観とか、宗教とか、精神教育とか言っていたものに、よく似たものじゃ……」

雷彦——精神教育なら、今でもやっています。

春子——宗教だってあります……

命——その精神教育が教室で教える学問になってしまっているのさ。それに、宗教は、たいてい、おじいさん、おばあさんだけが、お寺や教会で聞くものになっているのさ。みんな実際の生活から離れてしまって、関係がなくなっている。つまり死んでいるのさ。だから、大戦争が起こっているのさ……／この世界観というのは、わかりやすく言えば「まこと」の道なんだ。「まこと」の道は学問じゃない。先生のない学校なんだ……ちっともむずかしい学問ではない。先生もいらないし、本もいらない。みんな自分でおもしろく、ひとりでに勉強できるものなのだ。諸君は、ねむくなると寝るだろう？　おなかがすくとご飯をいただくだろう？　朝になると起きるだろう。それが「まこと」のみちなんだ。自然の道すじなんだ。ちっとも苦しむことはない。それでいて、けっして忘れることがない。だから、落第する心配はない。（同、九三―九四）

陰と陽の関係

では、この新しい「世界観」、すなわち「無双原理」とは何か。それには陰と陽という二つのことば（陰＝▽、陽＝△の記号で表す）がよくわかればよい。陽気な人は△性、陰気な人は▽性、晴れた天気が△性、雨降りは▽性、男は△性、女は▽性。しかし、これらは固定的なものではない。△性のなかにも▽があり、▽性のなかにも△がある。また、△▽は相対的なものでもある。たとえば、月は日に対しては▽であるが、空に対しては△である。そして、「万物△をいだき▽を負う」という原則がある。内側に包まれているのが△性で、外側から包んでいるのが▽性である（無双原理の定理（十二））。△性は求心力、▽性は遠心力である。△性のものは▽性の世界、▽性のものは△性の世界で大いに伸びる。△性と▽性が戦うと最初は△性が勝つが、最後には▽性が勝つ。じっと忍んで待つことができるものこそ勝利を手にする。△性は結局負けることになるが、それは「△きわまって▽生ず」という原理にしたがっている（定理（十一））。重要なのは△と▽を兼ね備え、調和がとれていること、人間であれば、中庸《ちゅうよう》の人であることだ。

人と動物の世界は△性で、これは▽性の植物によって養われる。その植物の▽性の生命の世界は、回転している大地・地球という△性の世界の中にある。そして大地は空という▽性につつまれ、その空間は△性の光で包まれている。このいのちの連鎖のもっとも外側には▽性のヤミがある。「光の世界はヤミの世界から生まれる。そして光の世界はヤミの世界よりも小さい。光の世界は広いけれど果てがある。ヤミの世界は果てがない。これは無限の世界だ」。（一五一ページ）この無限の世界が神さまの世界で、「まこと」の世界ともいう。それは精神の世界、こころの世界でもある。つまり、無限の世界をわれわれ人間は、自らの内にもっている。「この心の世界は、われわれの肉体の中にあるように思っているけれど、じつはそうじゃない。肉体の世界はせまい」。ところが「心の世界は天をかけることも、神の国に遊ぶことも」できる。時間と空間を超越した世界だ。「だから、人間の世界は、光の世界が生み出した四つの世界の終点であって、同時に光の世界を生み出したヤミの世界、神の世界の入り口なんだ」(一五四ページ)。

だから心配はいらない

具体的に、では自然をどのように見、食物についてどのように応用できるか。色は紫がいちばん▽性で、赤がいちばん△性。温度は熱い方が△性で、冷たい方が▽性。堅いのが△性で、やわらかいのが▽性。軽いか重いかでは重い方が△性。水分は少ないほど△性、多いほど▽性。上へのびるのが▽性、下へのびるのが△性。シブイのや塩からいのが△性、甘いのや酸っぱいのが▽性。そして、食物の材料をどう見るかは、自然や人事などものごとすべてをどう見るかということに通じる。「化学元素だって、電気だって、生理学だって、農学はもちろん、あらゆる工業、産業から人生の問題いっさい▽△で見ることができる」。(一九九ページ)そしてこうした世界観を生きることのの核心(「奥義」)は次の点にある。

命——だから、お母さんが丈夫な家では男の子が、お父さんの強い家では女の子が多く生まれる。また△性のものをたくさんとる家では女の子が、▽性のものをたくさんとる家庭では男の子が多

く生まれるわけさ。(中略)
▽が△を、△が▽を生み伸ばすのでなかったら、この世は初めからできなかったろう。できてもすぐ亡びてしまっただろう。われわれの世界観から見ても、それはわかるだろう。だから▽にも△にも傾かないのがいいのさ。中庸だね……/しかし、ドーしても人間は浅はかなもので、どちらかへ片よる。そこで争いとか、苦しみとか、病気とかが起きる。しかし、どんなに人間の世の中が乱れたところで、また、どんなに病人がふえたところで、けっきょくこの世界全体の▽と△は合計して見れば変わらないのだし、それに▽きわまれば△が、△きわまれば▽ができるのだからキット、ある程度までゆくとまた元へもどるのさ。だから、心配はいらない。/ただ、この世をたのしく、しあわせにくらすのには、この陰陽無双原理の世界観を磁石にして、中庸へ中庸へと方向をとって行けばいいのだ。これが世界観をもっている人の徳で、無双原理の奥義だ。
(一九二―三ページ)

最後の第五幕は「いのちのふしぎの命」が、下界に帰る子供たちをはげます言葉で結ばれている。「さ、お帰り、そしてまた来年ね。来年はその魔法のメガネで世の中のいろいろなものを見て、賢い、強い、しあわせな人になって来たまえ。(中略)まず一年ばかり、世の中のいろいろなでき事やモノの正体を見破る方法を勉強して来たまえ」。脚本の結びは「無双原理の健康学園のうた」の合唱である。「無双原理は/魔法のメガネ/宇宙の果てから/心の底まで/神の御わざを/われらに示す/お

もしろ、おもしろ／無双の原理!」。（二〇二–三ページ）

自由で幸福な一生

『魔法の眼がね』で「中庸」に集約されている無双原理の実践的帰結は、別の箇所では「自由」や「独立独行」や「本能」に通じるものとして論じられる。たとえば、『無双原理・易』の末尾には次のように述べられていた。

そしてこの自然の大法、陰陽無双原理を体得して幸福な一生を送るものは野に草あり、空に鳥あり、人間界にもある。正しい、誠の成功者、幸せな人々は皆それである。富み、且つ貴く幸福そうに見えても自然の大法の体得者でなければ浮雲の如く消滅する——

義なくして富みかつ貴きは
我にありて浮き雲の儚なき如し（孔子）

昔、私は陰陽原理の隠滅を恐れた。万人悉くこの根本無双原理を無視し滔々《とうとう》として不幸の深淵に呑まれてゆくのを見て戦慄し、粉骨砕身してこの道の為に力を尽し、家累を巷に捨てて顧みず、狂人とされて来た。思えば笑止千万ではある。大自然の法爾《ほうに》、大宇宙の根本無双原理が私の如き小さきものの擁護を要しない。擁護を要するのは私であつた。

然し私は幸福である。私は陰陽を生きる。自然を生きると云う事に無上の幸福を味つている。

時としては恍惚《こうこつ》となる事がある。私は自由をもつている。私は独立独行である。年と共に益々陰陽に法るの楽しさが分つて来る様な気がする。（『無双原理・易』一七五―六ページ）

一九三一年のこの発言は、一九五二年の『永遠の少年――健康と幸福への道』（日本CI協会）と照らし合っている。この小さな書物には、彼の人生観がよく出ている。この本でいう「永遠の少年」とはベンジャミン・フランクリンのことである。苦学力行により成功し、自由で幸福な生活を送ったフランクリンの少年時代、青年時代をたどりながら、欠乏こそ、かえって自由で幸福になる力を授けてくれるのだ、と桜沢は熱っぽく語っている。必要なものを何でも与えられる少年は不幸だ。とくに甘い母やおばあさまがいるといけない。なぜならそれは、自由になるため、自立するために欠くことができない機会、自ら何ものにも頼らずに、腕を鍛え、頭を鍛える機会を奪われているからだ。「この点では、働く少年少女は幸福だ。なにものも与えられない生活だ、何でも自分には欠けている。何でも自分で見つけ、取り出し、身につけなくてはならない」。（同前、六二ページ）学校を出ていないということさえよいことだ。正規の学問をしていないという自覚が深く染みつく。が、それによって「猛烈な勉強心と、深いへりくだりが終生身についています。これは、学校では身につけることができないことだし、これが人生で最も大切なことなのです」（七一ページ）。

本能と永遠なるもの

「自由」と「本能」は深く関わり合うものと理解されている。

> **実行力というのは、強い意志から来るのです。**強い意志は唯一最高の世界観から来るものです。だから、つまり最高の世界観をもって、それを実際の生活に生かしているものにのみ与えられるのです。しかし、この最高の世界観という哲学は、大学でも教えていません。しかも、これは、生まれる前から誰でも持っているもので、そのおかげで、生まれることも、生きて行くこともでき、考えることもできるのです。それは**正しい本能**、あるいは**解放された本能**というものです。
>
> （二九ページ）

一九三六年にフランスで、また、一九五二年に日本で「自由」や「本能」が讃えられるのは、それほど理解しにくいことではないかもしれない。では、『魔法の眼がね』（一九四〇年）が書かれた戦時中の日本ではどうだったか。個人の社会的成功、すなわち立身出世をうなぎの一生にたとえようとした『うなぎの無双原理』（一九四一年、復刻版、日本CI協会、一九九八年）は興味深いテクストだ。若いうなぎは激流に耐え、うなぎ上りをする。その逆境の時期にこそ力が養われ、ひきしまったからだが作られていく。陽性の環境で堅忍不抜の陰性の姿勢で生きる時期が続き、やがてその実りを得てくつろぐ陽性の時期がくる。『永遠の少年』のフランクリンの話と似ているが、「自立」にかわって「立身出世」がとりあえずの価値として掲げられているところに違いがある。どちらも「世界観」が根本とされ、それが「自由」と結びつけられてもいるが、『うなぎの無双原理』では、「本能」ではなく「永遠なるもの」に価値の源泉があると論じられている点が異なる。「ウナギの倫理」という項には次のように書かれている。

永遠なるもの——絶対、精神、神、大自然、大宇宙、大地、生命、無限——は、永遠ならざるもの——有限、肉体、物質、人間界、社会、建築物、現象、相対——を造り出し、展開、変化せしめ、ついにまた摂取する。ゆえに前者は自《みずか》らに由《よ》るもの（自由）、自《おのずか》らに在《あ》るもの（自在）であり、独立者であり、後者は他に依る（依他——非独立者）ものであり、自らあらざるもの（非在、無常、変化）である。しかし、二つながら同一者である。人間の肉体は後者、精神は前者であるから、自由、自在、恒常、安定、不変に自分の根本を求めんとするものは、まず精神、こころの**ありか**とありようを発見すべきで、これが世界観であり、宇宙観、人生観、宗教、形而上学といわれるもの。非在、無常迅速、変化、はかなきもの、永遠ならざるものを自己の根源とするものは肉体や物質、現象や相対の世界の在り様を探求せんとする。これが科学、記誦博学、小人の学であって、ついに無限の循環性、自殺論法におちいるか、その不可解、不可思議の中にたおれてのち、初めて世界観、宇宙観、神話、宗教、形而上学の世界に更生する。（『うなぎの無双原理』、八七―八八ページ）

戦時中の日本での思想と、一九三〇年代のフランス、五〇年代の日本での思想との差は微妙である。

個人の自発的な力の育成を重んじるという立場は、あまり変わっていないように見える。だが、戦時中の桜沢の実践を見ると、少なくとも数年間にわたって戦争協力に積極的だったことは否定できない。

4 戦争と進歩と自由

少年少女健康学園

『魔法の眼がね』はフィクションだが、実はモデルとなる子どもの野外共同生活が「健康学園」の名で行われ、事実そこで、桜沢は「魔法の眼がね」について子ども達に教えていた。健康学園は一九三九年から四一年にかけて菅平、伊勢、琵琶湖、洞爺湖、児島湾などで行われ、最初は四、五十名だったが、あっという間に六〇〇名にまでふくれあがったもので、正食の運動としては大成功を収めたものである（桜沢如一編『無双原理で身も心も鍛へる少年少女健康学園――私たちは何を学んだか』無双原理講究所、一九四一年五月、同『食物だけで誰でもできる健康の学校』無双原理講究所、一九四一年一二月）。しかし、国家総動員体制のもとではこのような企ては許容されず、四二年以降は行われなくなった。次に引くのは、四一年の琵琶湖畔での健康学園（八月一日–二一日）に参加した、神戸の国民学校初等科五年生の感想文である。

健康学園に初めて来て、桜沢先生、そのほかの先生方に無双原理のお話を聞いて、その不思議でおもしろいことにびっくりした。魔法のめがねをさづかり僕達はほんたうに幸福です。これから日本に食養がひろまりでもしたら、今よりもつと〳〵強くてやさしいよい国になり、世界もしずかな平和な日がつゞくと思ふ。これから僕達も大いに食養をしてよい体をつくり、よい第二の国民となり、国に忠義をつくさなければならない。

和歌

我々に魔法のめがねわかるのはなんとうれしい無双の原理（『健康の学校』七九ページ）

伊勢での健康学園に大垣から参加した一〇歳の少年は、次のように感想を書いている。

汽車にゆられながらやうやくいせへつきました。自動車に乗つてけんかうがくゑんにつきました。そのへんは見はらしがとてもよく木にはせみがじい〳〵と鳴いて居、とんぼがすい〳〵ととんでいきました。三かいには天照大神がおまつりしてあり毎日その御前で朝れいやごはんや勉強をします。おとゝひは外宮へ行ききのふは内宮と二見へゆき、そこでおべんたうを食べ、それから海水浴をしかへりは元気よくかへりました。こゝへ何しに来たといひますと、天皇陛下のためにやくだつ強い人、えらい人にならねばならぬのです。それには水を飲みすぎたりたべすぎたりいけないものをたべたりしなければよろしい。僕はかへるまでにからだをじやうぶにしてかへらうと

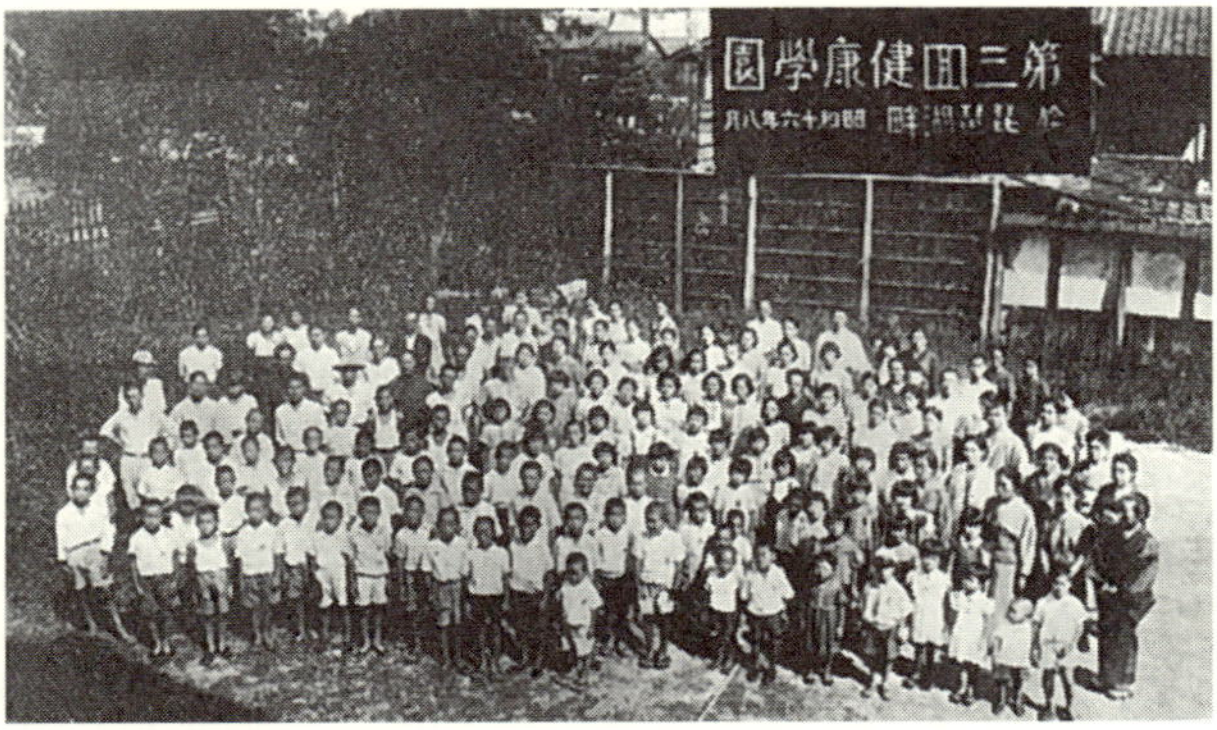

琵琶湖健康学園の参加者たち

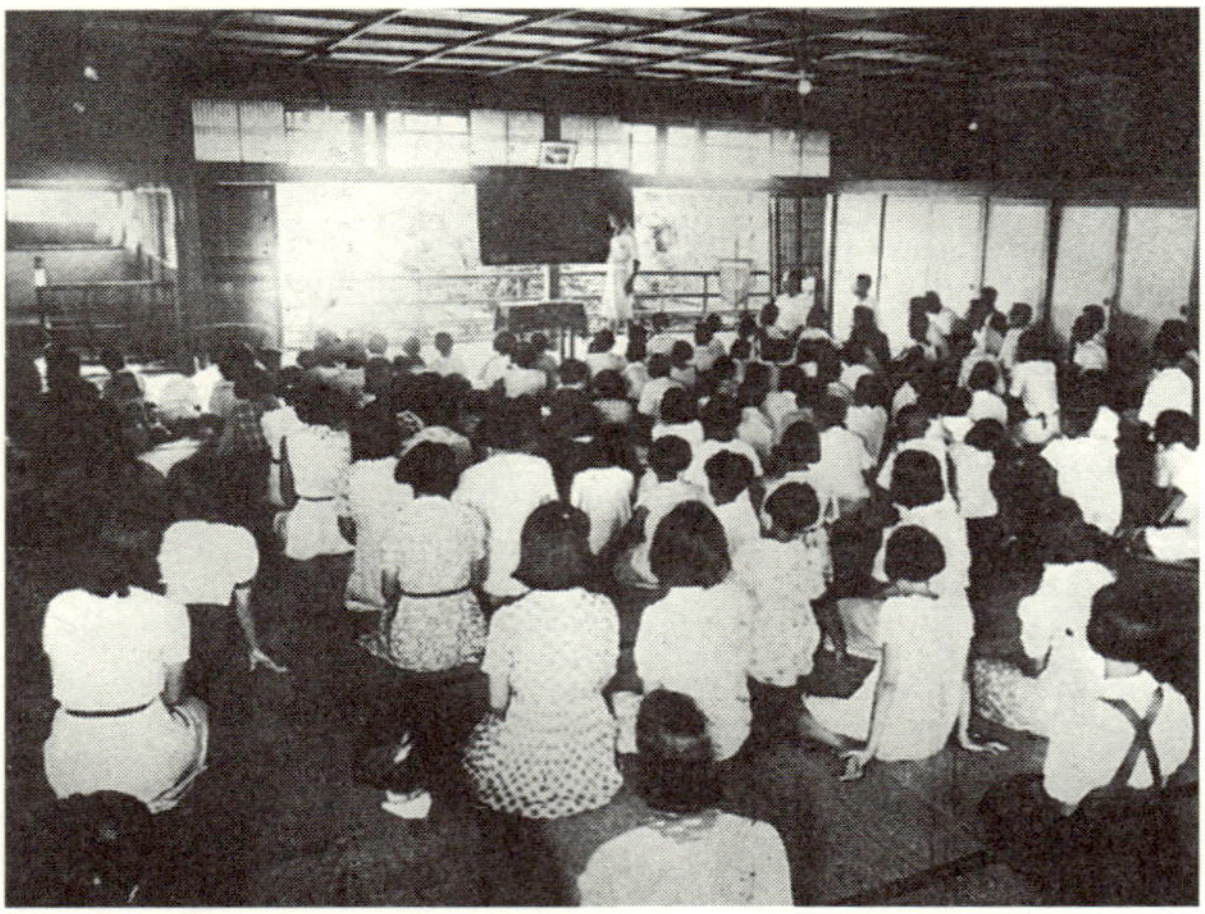

桜沢の「魔法のめがね」講義風景

1941年の健康学園（『食物だけで誰でもできる健康の学校』より）

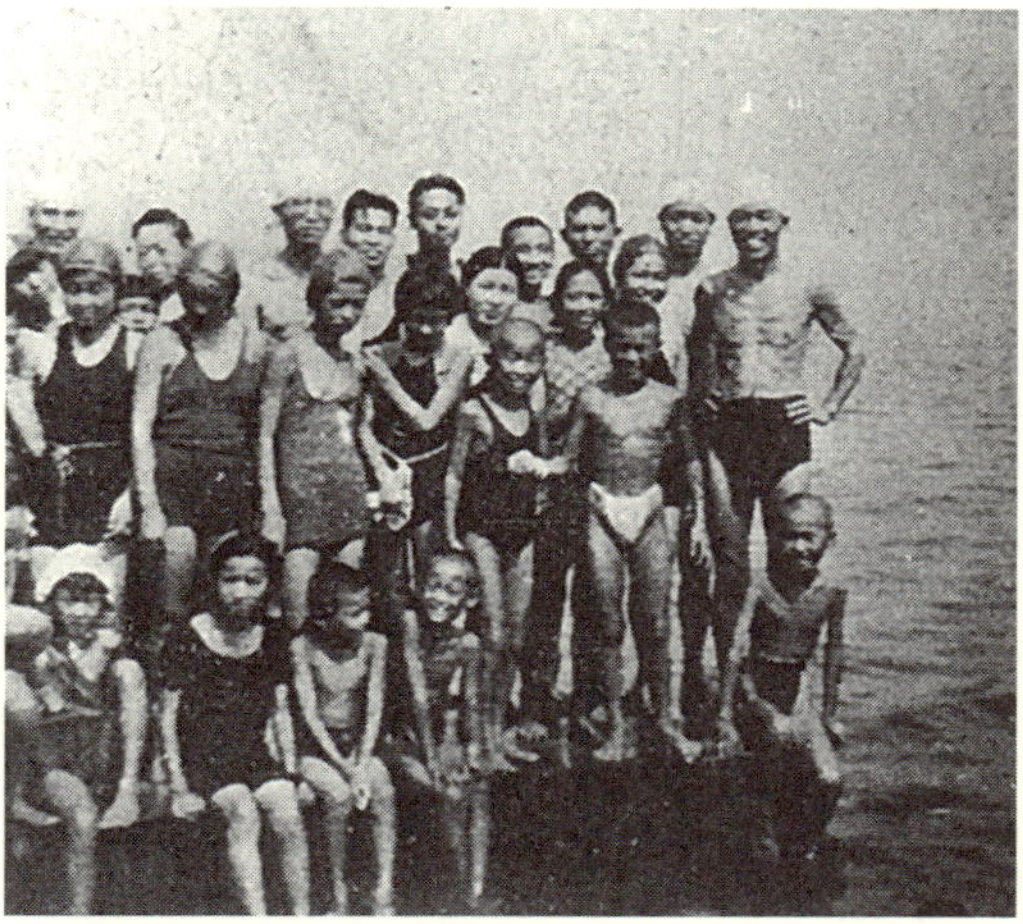

洞爺湖健康学園での海水浴

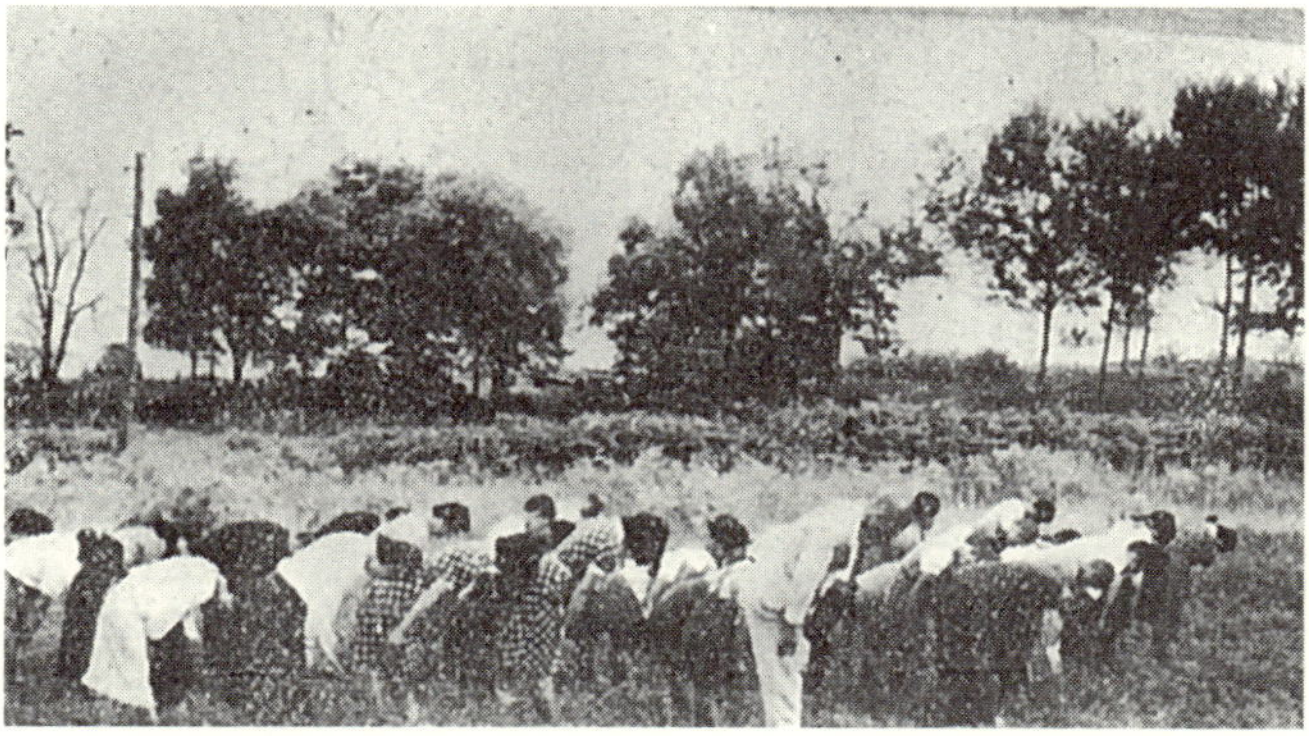

朝礼の風景

思ひます。（『少年少女健康学園』一四五ページ）

正しい日本に帰れ

「国に忠義をつくす」という教えは、学園生活のなかでもかなり重要な位置を占めていたようだ。日々の朝礼、終礼では「いのり」「御製奉誦《ぎょせいほうじゅ》」「我等の信条」が唱えられた。「いのり」と「我等の信条」は以下のようなものである（『少年少女健康学園』、一―二ページ）。

「いのり」

われ〳〵の遠つみおやのなしたまへるごとく、天地のむたきはみなき、すめらみことのまもりをつくさしめたまへ（二回）

「我等の信条」

一、我等は身土不二の原則に従ひ、身体の健康を確立し

二、更に新世界観無双原理を体得し以つて精神の健全を確立し

三、滅私奉公の生活を徹底せしめ、幸福なる世界新秩序建設の大業に貢献せん

四、食物なき処生命現象なし、命は食にあり、食は神なり

五、食正しければ人も亦正し

六、正しき食はいのりなり、神に帰る唯一の大道なり

七、我等今日一日、正しく身土不二の天津御食《あまつみけ》を頂き奉ることによりて、さらに一歩神に近づかむ

八、我等不耕貪食の徒たるを恥づ

「魔法の眼がね」は戦時中の公式思想や国家神道とはかなり異なるものだったから、取り締まり当局から危険視されたとしても不思議ではない。だが、他方、ともかくも戦時体制に協力の姿勢で大衆運動を組織したわけだから、第二次世界大戦後に厳しい立場に置かれたことも頷ける。健康学園に参加した高等女学校三年生の参加者の感想に「ユダヤ医学」への言及があり、「正しい日本人にかへれ！」とあるのも戦後は不穏当と思われことただろう。その女学生は、「不自然な栄養を摂り病人は増す一方、そして経済はますく苦しくなつてゆく。将来の日本人はどうなるのだらうか。こんなことでは徒《いたず》らにユダヤ人をふとらすばかりではないか」と訴えている（同前、一三ページ）。

『アルバム　ジョージオーサワ（桜沢如一資料集）』の「略年譜」では、一九四一、四三、四四年の項に反戦思想によって警察や軍部に抑圧を受けたと記され、四八年には公職追放を受けたと記されている。戦後、この運動がマクロビオティックの名を冠し、むしろ海外で成功を収めたのは、このような厳しい状況を踏まえて、桜沢や有力な弟子たちが、国内よりも海外で運動の発展を目指したという理由が大きいだろう。

桜沢自身は無双原理に基づく正食によって健康運動を押し進め、人々を強く健康にし、それによっ

て国も世界も進歩し、平和になるという考えで自分の考えは一貫していたと述べることだろう。外部の観察者としての立場からすると、戦時中には「世界観」や「永遠なるもの」や「滅私奉公」が強調されたのに対して、その前後の時期には、「自由」や「独立独行」や「本能」がもっと強調されていたという違いは確かに見られる。とはいえ、思想の基軸となるのは「無双原理」であり、それに従って生命力を拡充していくことへの希望である。健康の増進が国家のためになるという思想が優勢な時期には、個人の生命力拡充が国家に役立つとして国家への貢献をアピールするが、民主主義が鼓吹された戦後には、個々人の「自由」や「本能」の重要性を唱え、個々人の生命力拡充をそのまま目標として強調するといった風である。

カレルへの共鳴

数年のパリ滞在中に正食（マクロビオティック）思想の基礎固めを行った桜沢は、確かにコスモポリタン的な傾きをもっていたといってよいだろう。事実、桜沢の生命力拡充の思想には、陰陽を唱え、東洋思想の意義を強調しているにもかかわらず、同時代の西洋の思潮の影響がかなり深く及んでもいる。西洋における個人の自立と文明批判を結びつける言説を巧みに取り込んで、正食の立場の基礎づけに積極的に用いているのである。そのことを示す格好の例は、一九三八年に桜沢自身が翻訳出版したアレクシス・カレル（一八七三―一九四四年）の『人間――この未知なるもの』である（岩波書店、一九四一年以後は、無双原理講究所から刊行。一九八〇年には三笠書房から英語版からの新訳が出ている。原著は、Alexis Carrel, *L'Homme, cet inconnu*, 1935 フランス語では「アレクシー」であるがこれまでの慣例に従う。最近の英語版からの訳に、カレル—一九八〇、がある）。桜沢は四〇〇ページを越えるこの訳書の版を何度も改め、一九四七年には八十数ページに及ぶ自らの解説と本書への書評数編を掲載した、『カレル「人間」解説』（東京P・U・C）を刊行してもいる。

桜沢が「あちらでは既に二百五十数版を重ねてゐる」（岩波書店版、一九三八年、「第三冊にあたりて」）とか、「出版後直ちに六十数カ国語の国語に翻訳され」（『カレル「人間」解説』）と記しているように、一九〇六年以来、ロックフェラー研究所で活躍し、臓器移植を展望する研究を進め、一九一二年にノーベル医学・生理学賞を授与されたこのフランス人の外科医・科学者の筆には、尋常ではない迫力がある。リヨンの外科医であった若年時にカトリックの信仰を離れたとはいえ、カレルは常に宗教に近いところにおり、晩年はカトリックにもどることになった（カレルの生涯については、アンチエ—一九八二、による）。科学と宗教のはざまについて考え続けた人物だったが、その方向を定めたのは、死後、『ルルドの祈り』（カレル—一九五八）として刊行されることになる文章に記された体験をもたらした旅（一九〇二年）だった。そこで、カレルは奇蹟的な癒しの実在を認めざるをえなくなった。四〇歳のとき、初めて結婚した女性（アンヌ・マリ・グールレ・ド・ラモット）は霊媒の能力をもっていたから、カレルにとって透視やテレパシーは科学的に解明されるべきリアルな現象だった。癒しの経験や人間の精神力が生理学的な基礎をもつという信念をもっていたカレルは、唯物論的な態度に基づく科学からの脱却を強く主張した。

食養から正食へ展開していく日本の「食」の運動が、その基礎にすえようとした陰陽の概念はカレルの思想にまったく見られないが、にもかかわらず桜沢とカレルの間には多くの点で共鳴しあう考え方がある。カレルは身体と心は深く関連しあっていると説く。だから、人間が身心ともに健康な生活を送るには、身体と心の関係を正しく理解して、人間の適応能力を高めていかなくてはならない。つまり、人格や精神は生理的次元から考え直していかなくてはならない。人体の器官や組織や体液の次元に心の作用の原質ともいうべきものがある、したがって食物は心の調整や発達に深く関わるものである。カレルは身体の諸部分がそれぞれに全体的な目的を目指して作用しあい、機能を発揮し合うさまを描き出す。

生存競争に勝利していく適応

「適応の構造」の章の結論部分は次のように始められている。

之《これ》を要するに適応作用とは、心身の凡《あら》ゆる活動の存在の様式である。それは一つの独立したものではない。故に、適応現象は、心身の凡ゆる活動が、最もよく個人の生存を計るやうに自動的に集まつた形であるとも云へる。それは、専ら目的的である。この適応あればこそ、内なる環境は一定に保たれ、身体はその全一性を維持し、病気は恢復《かいふく》に導かれるのである。総ての組織が極めて薄弱なものであり、又消耗して更生を要するものであるにも拘らず、吾々がよく生き存へて行くのも此のためである。だからまた、自己適応は栄養と同等に不可欠なものであり、むしろそれは栄養現象の一面に過ぎないのである。この機能は、かくの如く、重要なものであるのに、現代生活に於ては、それに何等の考慮も払はれてゐず、その使用は殆《ほとん》ど全く廃棄されてゐる。その結果が身体の、殊《こと》に又精神の退化悪化となつて現はれてゐるのである。（桜沢訳、一九四一年版、二九九ページ）

この考え方は、「移精変気」の考え方とどこか似通うところがあると言ってよいだろう。癒しや神秘現象についての経験を通して、カレルは人間の内には、心身を貫いて作用する何かがあり、一方でそれを生理学的に確認できるはずであるとともに、他方、その精神的な現れをも観察できると信じていたと思われる。だが、そこに日本近世の養生論の系譜とは異なる関心も込められている。それは進化発達により、優秀な個人を産み出し、強い民族を育てていかなければならないという、個人と民族を単位とした闘争的といってもよいような向上心である。

カレルは「適応」を受動的なものと考えていない。厳しい鍛錬が必要だと言っている。そしてそれは科学と機械の発達に頼りすぎる物質主義的（唯物論的）な現代文明への批判とつながっている。困難と闘い、欠乏に耐え、逆境にも適応してきた人こそ精神的にも肉体的にも強い。そうして得られた富の恩恵を得た子どもの世代になると、環境と戦う経験がなく力を失ってしまっていることが多い。尤《もつと》も、吾々はまだ適応能力の欠乏が発達の上に及ぼす影響を十分には知らない。今日の大都会では、この能力が殆ど働かなくなつてゐる人間が多く、中には、この悪結果をまざ〳〵と現はしてゐるのがある。かういふ外見をもつてゐるのは、金持の家の子ども達ばかりでなく、金満家の子のやうに大事に育てられた者にもある。かういふ子どもたちは、生れるときから、その適応能力が眠つてしまふやうな状態の中に置かれてゐるのである。（中略）それで天罰が来ぬといふ訳がない。そして、何よりも吾々の守るべきは「努力の法則」である。個人でも民族でも、この大きな必要を忘れると、その罰として身体と精神の退化と云ふ代償を支払はされるのである。（同前、二九七ページ）

このモチーフは桜沢の『永遠の少年』や『うなぎの無双原理』の考え方と大幅に重なり合っている。「努力の法則」、つまり「生存競争の原則」は桜沢がそうしたように個人の自由の価値を尊び、立身出世を強く促すものでもある。カレルの場合は、それを天才やエリートの育成に結びつけ、さらに白人の優秀性の保持という目標へとつなげている。

文明批判と優生学

カレルはさらに優生学がぜひとも必要なものであると述べている。この書物の不吉な部分であり、これまでも厳しく批判されてきた部分でもある。

病気の進行中には、身体がこの新事態に対抗する。併しそれは主として、自らを適応させ、病原物を排除し、これによつて生じた損傷を修理すると云ふ方向に於てなされる。この適応能力がなかつたら、絶えず毒物やバクテリアに襲撃され、自らの有機組織に於ても無数の要素が働きを失つたり減損したりすることの有り勝ちな生物は、到底生きてゆくことを得ないであらう。昔は、人間が只《ただ》もうこの能力のみによつて寿命を続けてゐた。今日では、衛生思想や設備が進み、強力なる食物を摂取し、生存が楽になり、病院が建ち、医者がふえ、看護婦が有り余るといふ風に、所謂近代文明が、生存する資格のない多くの人間を生存させている。然るにかう云ふ人々とその子孫こそ、吾々白色人種の退化弱化を大いに進めるのである。恐らく、吾々は現在のやうな不自然な、人工的の健康を排斥し、優良な適応機能と自然的な抵抗力から来る真の健康を作り上げる事にこそ専念すべきであらう。(同前、二七三ページ)

前半だけを見れば、自然の作用に任せるべきことを説く言説であり、それは石塚左玄から桜沢如一に受け継がれる食養=正食運動の基本的な思想と合致するとともに、「自然良能」を重視しながら「あるがまま」を説いた森田正馬の思想とも重なり合うところが多い。さらに遡《さかのぼ》れば、「移精変気」の養生論にも自然の作用を尊ぶ考え方があった。他方、それは第一章で引いたイヴァン・イリッチの「医療化」批判ともつながるところがある。過剰な医療は人を弱らせるというのがイリッチの主張だった。しかし、この引用文の後半では、人為的介入の過剰への批判が、社会進化論や帝国主義的な富国強兵政策と結びつけられ、障害者ら弱者の排除を促すような優生思想に近づいている。そして、カレルは犯罪者、障害者などが生まれ育たず、天才（偉大な科学者、芸術家、哲学者）が生まれ育つような方策を求めるに至る。カレルは同じ本の中で何度も優生学を推奨しており、優生学史上でも犯罪者、障害者の抹殺のためのガス安楽死施設を提言した重要な人物として記憶されている（米本他一二〇〇〇、一五五ページ）。

カレルの考え方は人為的人工的なものの過剰が、人間の心身の自然な働きを妨げることを憂える文明批判に根ざしている。自然がもつ回復力や発達力を発動させようとする考え方であり、その点ではエコロジーに通じるものである。しかし、その自然観には生存競争こそが健康や発達の条件だとする、ダーウィン主義的な側面が濃厚にはらまれており、それが社会思想に直結させられ優生思想や人種主義と結合する帰結をもたらしている。

桜沢が立身出世について語るとき、カレルのこうした側面が何ほどか反映している。カレルが唱える「個性の重視」は、カレルと同様、組織の束縛にあまりなじめなかった桜沢も基本的には同意するところであろう。しかし、桜沢の場合、他方で戦時中に「滅私奉公」を説いたように、集団の団結が尊ばれている側面もあり、また、陰陽の調和を説く「世界観」による争いの克服も目指されていた。従来の科学の限界を説きながら、あくまで科学的な方法に従おうとし、他方でカトリックの伝統に服そうとしたカレルに対して、桜沢はすべてを解決する新しい万能の「世界観」を唱え、限定的な範囲の共鳴者への説得を優先した。ノーベル賞受賞者の超エリートによる科学の革新の提唱と、雄弁多才な在野の「癒しの運動家」との違いと言えるだろうか。エリート科学者が正統的なキリスト教信仰に相《あい》接する領域で、完成度の高い〈癒す知〉を展開するフランスと、さまざまな代替知の運動が伝統的な自然観や健康観を継承しながら民間の運動として展開していく日本の違いとも言えるだろう。

5 科学と宗教の間

心理学と生理学

森田療法は「心理」に問題を限定することによって、科学の権威のすぐそばに心理療法の権威を置くことができた。推測や信仰に基づく癒しではなく、学問的基準にのっとった専門家の診断で「神経質」と「強迫神経症」を輪郭づけ、さらにその心理学的な説明と合理的な治療法の説明を組み立てたのが森田の偉大な功績だった。それによって正統的な制度のなかに、心理療法（精神療法）という癒しの技法を囲い込むことに成功した。森田はその療法を世界観や人生観に及ぶものと理解したが、それは医学の制度のなかに一定の場所を占める精神科医の確固たる権威の下でなら、十分に許容されるものでもあった。森田はまた、自らがうち立てた心理療法と「迷信」とがまったく異なるものであると主張して、民間療法の権威を否定しながら自らの権威をゆるぎないものとしようとした。

〈癒す知〉を近代医療制度のなかに組み込もうとする森田の試みは正統的な知の制度の幅を広げるのに大きな役割を果たした。西洋でフロイトの精神分析が果たした役割に比べると、だいぶ小ぶりであったかもしれないが、それが近代日本の知の革新史の大きな出来事であったことを否定することはできないだろう。しかし、フロイトの精神分析もそうであるが、森田療法も自らの守備範囲を限定することにこだわった。科学モデルの知的権威の枠内に組み込むことができる範囲の〈癒す知〉のみを相手にしたのである。もちろん癒しの及ぶ範囲はもっと広く、とりわけ心理的な疾患ではなく、身体的な疾患を対象とする癒しにも及ぶ〈癒す知〉を見出し、うち立てようとする試みは次々と起こってくる。森田の嘆きにもかかわらず、「迷信」のなかに真正な知の可能性を探ろうとする欲求はつきることがない。

アレクシス・カレルと桜沢如一が心理学ではなく、生理学や生態学（エコロジー）の領域に踏み込もうとしたのは、〈癒す知〉の拡充の大きな流れにそったものと言えるだろう。だが、桜沢の場合、それは正統的な知の制度の外側でなされるしかないものだった。食養の運動は初め、近代科学の内側に収まるはずのものとして構想されたが、実践的には科学的医療の外で石塚左玄の個人的な診療室で具体化する他なかった。実践形態としてはそれは、むしろ近代以前の「養生」の実践に近い形の運動として形をなすことになった。石塚自身は食養をあくまで科学の枠内に収まるものとして考えたが、運動の方は新しい形態の養生法集団にとどまるというちぐはぐな状態となっていた。

知と信のはざまで

桜沢の独創は、これを新たな「世界観」を掲げる運動へと展開させたことにある。それは「科学」でも「宗教」でもなく、その両者の限界を超えるものとして構想されることとなった。だが、結局のところ、この「世界観」とは何ものなのだろうか。「知」の側面と「信」の側面にわけるとすると、まずはそれは両面をもったものである。だが、ときには「信」の側面が強調されることになる。たとえば『魔法の眼がね』の時期には、究極的にはそれは宗教に近いものになっていた。人間が自らの運命を納得する根拠となる実在観を提示するようなものとして提示されていた。『魔法の眼がね』の平明な解説ではもう一つ明確ではないところを、もう一つ明確に表現すべく著された『宇宙の秩序』(一九四一年)に尋ねてみよう。

私どもは生命の流れをたどりつつ食物のもと、草木の世界に至り、それからさらに発足して大地の世界を発見し、それから大空の広い広い世界にわけ入り、ついにはその涯《はて》に達することに成功し、それから光の世界もようやく横断しましたものの、それから先はマッ暗ヤミの「見えない世界」、無限の世界であることまで発見したのでありますが、ここで私どもの生命の流れは姿を消してしまったのであります。（中略）しかし私どもはオボツカナイ足どりではありますが、この「見えない」世界が無限の世界であり、神であり、大宇宙、大自然であり、永遠なるがゆえに、無限なるがゆえに有限の世界の親であることを信じたのであります。「見えない世界」は「不思議な世界」で、時間と空間を超越した「無量寿」「無辺光」、太極の世界であり、神の世界、真理の世界であり、無限の世界であり、無限なるがゆえに精神や、夢や、死や、空や無や虚や実在などという無限の世界と同一であることを知ったのであります。（『宇宙の秩序』日本CI協会、一九七三年版、四八－四九ページ）

これはやや抽象的な表現だが、『食養人生読本』を見ると、もっとストレートに「信」の側面が述べられている。

正しい食物は神のみこころであり、神のめぐみであります。神様は宇宙全体に、虚空《そら》全体に充ちみなぎる生命であります。私どもはその欠片《かけら》にすぎません。この欠片の微塵《ちり》が存在、生命を全うすることが出来るのは、全く宇宙全体、神があるからです。／生きていることが出来なくなつたり、苦しくなつたりするのは、欠片がその分際を忘れたときなのです。正しく宇宙を、神を知り、自分の分を知れば人は必ず、楽しく、健やかに、賢く、美しく、幸いになります、さうなるより外がないのです。／**このことを知るのを食養と云ふのです。**（『食養人生読本』コンパ出版社、一九

四八年、七〇ページ、初版は一九三八年）

「まずもろともにかがやく宇宙の微塵となりて無方の空にちらばらう」「われらに要るものは銀河を包む透明な意志、巨きな力と熱である」と熱い希望を述べたのは、一九二六年宮沢賢治（「農民芸術概論綱要」）であるが、ここでは個人の積極的、革新的な行為よりも、「分を知る」保守性が目立っている。だが、両者に通底する「宇宙」論的宗教性が見てとれるのは確かだろう。次の一節はもっと端的に、宗教的信念が核となるべきことを語っている。

「キット治る」と云ふ信念は、食養が真に唯一の健康と美と知恵と幸福への一本道であり、全ての人間が必ず通らなければならない道であると云ふことをハッキリ認めることなのです。（同前、七一ページ）

善悪の彼岸

さらにまた、それは「善悪の彼岸」に住することであるとも理解されている。『魔法の眼がね』で「中庸」と表現されていた境地には、さらに奥がある。善悪へのこだわりを超え、善をなそうとする「ゴーマンなニセ優越感」を粉砕することこそ「食養道の使命」だともいう。陰陽が抱き、抱かれる関係にあり、きわまれば他に転換する（『無双原理・易』の定理（十一）（十二））ということのなかには、善悪への偏執から脱するということが含まれていたと言ってもよいだろう。

心の富めるものよ！　汝が食養、神の道に入る事は駱駝《らくだ》に乗り、針の穴を通らんとするより難しい。**心をごれるもの！**（美しいとか、賢いとか、善人であるとか、悪をしないとかウヌボレてゐるものよ）汝が食養を理解するのは、盲《めし》ひたるものが、荘厳なる大宇宙を見るよりも、遙かに難しい。善人であるとか、悪を犯さないなどと云ふのはウソである。**一体君はいかなる善をなしたか？**善とは何物であるか？　悪を犯さないと云つて、それが善人だと思ふのは間違ひであり、それが罪悪である。／**『善悪の二つ総じてもて存知せざるなり』**と云つた親鸞の心境、善悪の彼岸、超越――善をなすも、悪をなすも、それを意とする必要なき世界に住むことこそ善ではないか？／かくの如き心境を聞くことが食養であり「病気を治す力」である。「病気を治す**もの**」は食物であるが、その「もの」を見分けるのはこの「**こゝろ**」である。（同前、四八ページ）

だが、ここで「善悪の彼岸」は必ずしも直ちに「神」への絶対帰依《きえ》に通じているわけではない。親鸞が引用してあるといっても、ここに浄土教的な「信」の宗教を見るべきではないだろう。むしろ善と悪とが常に相互関係にあると見る通仏教的な、また道教的な相対性の自覚の促しを見るべきだろう。「キッと治る」という信念は、神への絶対帰依とは異なる性格のものである。やはり、「陰極まりて陽生じ、陽極まりて陰生ず」（定理（十一））というような「世界観」的な認識に通じるはずのものなのである。桜沢は宗教的な「信」と科学的な「知」が結びついた新しい「世界観」なるものを求めていた。一九四〇年前後の時期は確かに「信」の方へと振り子が傾いていたとしても、なお両者のバランスのなかで「世界観」の模索が行われていたのである。

このように考えると、桜沢の正食の運動は、〈癒す知〉の性格を保ち続けながらも、「信」の方に揺れ動く可能性を常に含んで展開したものといえる。そもそも食品材料を陰と陽に振り分け、その配合を調整する料理法は、知としての曖昧さがつきまとっていた。正食の実践をしながら、必ずしもよい効果が現れない人が多々いたであろうことも、「知」の有効性を疑わせる要因となったことだろう。桜沢は自己自身を実験台としてたくさんの実験を試みたようである。晩年には尿道炎に苦しみ、正食指導先のコンゴでは「自然の成り行き任せ」、「塩による洗浄療法」などさまざまな食事法を試みたという（松本一一九七六、一五二一八ページ）。一九六二年以降、桜沢はフランスの衛生官僚であったルイ・ケルブランの「生体内原子転換説」なるものに熱中した（同前、一九七一二〇三ページ）。からだの中で、ナトリウムがカリウムに変わるなどの「原子転換」が起こるというのである。桜沢は「知」に大きな期待をかけながら、癒しの核心に関わる決定的な知が欠けていると感じていた。その欠落を「信」が補うのであるが、なおも「知」の欠如に悩まされ続けたというのが真相に近いだろう。

〈癒す知〉のその後

森田療法形成の背景

〈癒す知〉として絶大な成功を収め、広く世間にもアカデミズムにも認知された例は森田療法である。森田正馬《まさたけ》による森田療法の確立は、正統的な〈癒す知〉を科学の基準に近い、狭い範囲に限定する動きのなかで生じた。一九一〇年代の後半のことである。森田は医師としての権威にゆるぎない自信をもち、医師資格を伴わない診療はほとんど誤りと思いこみに基づくもので、信頼するに足りないものと考えた。近代科学教育に基づく医師の権威が確立し、絶大な力を及ぼそうとする時期に、森田はそのことを当然のことと受け止め、圧倒的な優位に立つ権威者として患者にいわば上から臨もうとした。森田が自らの心理療法を確立することと、多くの「迷信」と闘い、それらを正統的な知から遠ざけようとすることとは関連しあっていた。森田療法自身は〈癒す知〉のカテゴリーに属するものであるが、それが正統的な知のシステム（アカデミズム）の枠内のものとして確立するとき、他の多くの〈癒す知〉はアカデミズムの世界の遠い彼方へと追いやられた格好となった。

森田療法のような宗教的な思想をも取り込んだ〈癒す知〉が、近代制度の正統的な知のシステムの一部に組み込まれるという特殊な事態は、科学と医療の体系の中での精神医学の独自の地位と関わりがあろう。精神医学は他の医学・医療の諸領域とともに病気を診断し治療するという目標をもちながらも、自然科学的な方法では病気を理解するのが困難で、また治療の成果がなかなか得にくいものであり、他の医学・医療の諸分野とは異なる性格をもっていた。その顕著な現れが、精神療法（心理療法）なるものが大きな位置を占めるという事態だった。精神医学における精神療法（心理療法）は、通常の自然科学の規範にはとても収まらないものであったが、同じ医学の受け持った実践の範囲内にあるということで、曲がりなりにも科学に基づく治療の制度の権威を分け持つことになった。この精神療法に改良を加え、独自の疾患解釈と人生観（世界観、コスモロジー）にまで及ぶ心理学的理論を盛り込むことによって、森田療法は成立したのだった。

森田療法は西洋医学導入以前の養生論や中国医学の伝統、あるいは仏教的な伝統の影響を多大に受けていた。これらの伝統では、身心が相互に相関しあうものであることは当然のこととされ、〈心に働きかけて癒す〉さまざまな方法が育成されてきたのだった。すでに森田正馬に先立ち、井上円了は西洋の哲学や科学に学びつつも、東洋の伝統的な学知を踏まえた立場から西洋医学を相対化し、早くから心理療法にもっと大きな役割を与えるべきであることを唱えていた。森田の師の呉《くれ》秀三も井上に着想を得た形跡があるが、森田の場合ははっきり井上の試みから多くを学んでいた。西洋の精神医学の影響と同時に、養生論の伝統を何ほどか引き継ぎながら、森田は独自の精神療法を確立することができたのだった。

その際、森田を大いに助けたのは、盟友中村古峡《こきょう》と彼が創刊した『変態心理』(一九一七―二六年)という雑誌だった。催眠術などによって正統科学の規範の枠内では処理しきれない心理現象や神秘現象や癒しの現象が多々生じていることを視野に収めながら、この雑誌は、ある種の心理学(後に異常心理学とよばれるもの)を形成する役割を担った。そしてそのことを通して、合理的な精神療法(心理療法)と迷信との間に明確な線を引くという課題を積極的に押し進めていった。

食養運動の転回

一方、すでに一八九〇年代に成立していた食養の運動は、森田療法が確立し、正統的な知と「迷信」との振り分けが強化されていくこの時期を経ることで、大きく性格を変えることとなった。脚気《かっけ》をめぐる近代医学の混迷を背景として、陸軍の薬剤官だった石塚左玄《さげん》によって形成されたこの運動は、当初は化学元素に注目して栄養を分析するという西洋的な自然科学の方法と、伝統的な養生論的な方法との無自覚的な折衷による知を掲げていた。ところが一九二〇年代の後半に桜沢如一《ゆきかず》が登場し、食養運動の根本的な革新に着手するに至った。それは唯物論の前提に立つ西洋科学に対して、異なる「世界観」を対置し、そのような世界観を身につけることによって、癒しを実現するとともに、人間として歩むべき正しい道に立ち返るよう促すものだった。

フランス語に習熟し、西洋の学問的な概念を巧みにあやつる術を心得た桜沢は、「身土不二《しんどふに》の原則」や「無双原理」によって食養の勧める食事法の妥当性を裏付けようとした。そしてその一方で、人生・社会の万般の現象を陰陽のバランスという観点から見、個々人の生き方の知恵としていく「魔法の眼がね」を提供しようともした。もっとも治療法が同時に人生観・世界観でもあるという特徴は、森田療法にも分け持たれていた。しかし、森田療法が治療の対象となる疾患を狭く限定するとともに、近代の公式医療制度の枠内での治療にふさわしく、科学的な方法からあまり遠ざからないように努めたのに対して、桜沢の場合は、自由奔放に思弁の羽を伸ばし、宇宙論、人生論としての無双原理の優位性を示そうとしたのだった。

このように世界観の側面が拡充し、科学的な実証や推論の枠をどんどん超えていくことは、科学と宗教のはざまにある癒しの運動が、宗教の方へ傾く可能性が高まることを意味していた。事実、桜沢によって転回させられた正食（マクロビオティック）の運動は、その思想体系のなかに宗教的な側面をより濃厚に含み込むようになった。他方、この展開は近代の正統的な制度からはみ出した癒しの運動が、専門家の管理の枠を超え、熱気を帯びた大衆運動へと発展していく場合の典型でもあった。

森田療法においては、専門家の権威はまことに強固なものであり、癒しの実践の中軸に位置づけられていた。森田療法の治療者は絶対的な権威者として、患者と共同生活を行いつつ、その生活全般を指導することを求められる。家父長的なリーダーが精神的な核となるイエ（疑似家族）の秩序と有効な治療のプロセスとは不可分のものだった。これに対して、大正デモクラシーの神戸や東京、そして多くの外国人と芸術家の集うパリの空気をたっぷり吸った自由人たる桜沢が指導する正食の運動では、権威秩序はあまり堅固なものではなかった。全国で、また世界各地に散らばる指導者が、それぞれに食事法と世界観を指導している。また、自然食品を扱う仕事に携わる人々が、協力者として運動全体を支持している。しかし、それらの実践者、関与者の間の組織的な拘束は弱く、個々人はそれぞれに個性的に運動を発展させていくことが目指された。

激動の時代の〈癒す知〉

日本が日中戦争から日米戦争へと突き進んでいく時代（一九三一－四五年）の世界は、共産主義やファシズムの嵐が渦巻く時代であると同時に、新しい自然観や生命観、そして心身観が育ち、拡充する時代でもあった。一九世紀末に始まる優生学は一九三〇年代には人種主義との結びつきを強め、頑健で優秀な心身をもつ国民を増やし、劣弱な国民を減らすための断種政策さえ日程に上るようになった（米本他－二〇〇〇）。遺伝や進化についての新しい生物学的知識とともに、発展著しい文明社会が、発展故にかえって生命力を枯渇させているのではないかという不安と結びついたこの科学思想運動は、日本の〈癒す知〉にも不吉な影を落とすことになる。ノーベル賞を受賞し、カトリックの巡礼地ルルドの泉の癒しに強い関心をもつ生理学者、アレクシス・カレルは『人間――この未知なるもの』（一九三五年）において、最新の生命科学の知識と鋭い文明批評とを結びつけ、「科学と宗教のはざま」に力強い問いを投げかけた。だが、〈癒す知〉を元気づける、そのカレルの著作においても優生学は重要な位置を占めていた。

フランスから帰還した正食運動のリーダー、桜沢如一は、自らの〈癒す知〉とカレルの思想に似通った内容があることに気づき、この書物の力を鋭敏に察知し、それを邦訳し紹介した。個々のいのちと心身を大自然の生命力のダイナミズムの中でとらえ、内から強化していこうとするカレルの思想は、個々人の生命力を強めるという点で個人の自由を尊ぶとともに、帝国主義競争に勝利しようとする国民国家の戦略にも合致するものでもあった。近代国家を支える科学的専門家の知に対するオルタナティブとして成長してきた〈癒す知〉は、この時期、自由の力へと憧れる反体制、反近代の心情を、国家の力の向上という目標に振り向ける水路としての役割も果たすこととなった。〈癒す知〉の目指すところは、自然の働きに随順しながら健康であることを願い、自然から切り離された二元論的な主体性や専門家支配への抵抗の拠点たらんとするところにある。だが、そのような主客融合、主客調和を志向する「世界観」としての側面が、競争社会での個人的成功や覇権を目指す国家との一体化と結びつくのも、けっして不思議なことではなかった。

一九三九年から四一年にかけての桜沢の「健康学園」の試みは、確かに戦争協力としての性格を色濃く帯びていた。とはいえ、根っからの草の根的指導者だった桜沢は軍国主義の潮流に深く身を浸したというわけでもない。戦時中には当局からにらまれる立場にあり、戦後には労働運動にならうようなスタイルを好んだのも、官界、政界とのつながりが弱く、雑草的な性格（この比喩は自然に生長したものを尊ぶ、この運動の目指す知の性格とも合致する）の強い正食運動の重要な特徴である。正統的な知の体制の中に食い込むこともなく、宗教集団のように確固たる組織を作ることもなく、緩やかなネットワークとしての性格を保ち続けたこの運動は、第二次世界大戦後、日本国内よりも海外において目立った発展を示すようになった。

代替農法の発展

だが、一九三〇年代、四〇年代の激動の時代に急速に成長していった新たな自然観や生命観が、もっぱら人種主義や戦争協力を志向していたというわけでもない。カレルが独自の〈癒す知〉を構想していた時代は、また、農業と結びついた実践的なエコロジー思想の飛躍的発展の時期でもあった。化学肥料や農薬を大地と植物に注ぎ込む近代的な農業の欠陥が急速に認識されるようになるきっかけは、一九二〇年代、三〇年代のアメリカの中西部における砂嵐による被害だった。化学肥料や農薬の普及は第一次世界大戦後のことであったが、それが深刻な土壌侵食をもたらすことが認識される。そして、生命の循環を保ち地力を維持するために、堆肥を重視する農法の探求が進むようになる（オースター、ドナルド―一九八九)。インドやカリブ海地域での現地民の農法に学んだイギリスのアルバート・ハワードが、「慣行農法」の批判と有機農法(代替農法)の研究で大きな成果をあげ、『農業聖典』を著して世界各地に大きな影響を及ぼしたのは一九四〇年のことである(ハワード―一九八五)。アメリカ合衆国でもハワードに影響を受けたJ・J・ロデイルが一九四五年に『有機農業』を刊行し、農業分野での〈癒す知〉の運動の発展にはずみをつけることになる(ロデイル―一九七四)。

日本でも一九三〇年代には、代替農法(〈癒す知〉の農法)の試みがすでに始まっていた(島薗―一九九六、第一二章)。福岡正信(一九一三―　)や岡田茂吉(一八八二―一九五五)による「自然農法」の試みである。これらの試みが西洋における代替農法の運動とどのような関わりをもっていたかについて、筆者には事実経過を明らかにする十分な資料がない。一つ明らかなことは、日本の運動は欧米における有機農法の試みのように科学的な検証に重きをおいたものではなく、宗教色、あるいは「世界観」としての色彩が濃いことである。西洋でもすでに一九二〇年代にルドルフ・シュタイナーによる「バイオ・ダイナミック(有機力動)農法」の試みが始められているが(ブリュッゲ―一九八六)、日本の「自然農法」も神による癒しの力への信仰と結びついている。「神と自然と人の革命」(福岡―一九九五)を唱える」福岡正信は、「生命とは、宇宙森羅万象、大自然そのものの合作品である」(福岡―一九八三、iページ)と説いているし、「本農法は信仰が土台となっている」とする世界救世教の創始者、岡田茂吉は「森羅万象、如何なるものと雖も……火水土の三原則によって生成化育する」とし、この「神が造った処の、自然の法則」に叶った農法を行うべきだという（岡田―一九五一、一九九六、四二―四四ページ、大本教については、島薗―一九九六、第一二章）。

日本の代替農法はこうした宗教的な思想に基づくものが目立つが、それに限られない。さまざまな代替農法がその後も、着実に成長し、また多様な展開を見せた。この試みに参加した農家の数は相当数に上り、その産品の恩恵に浴したことのない消費者はむしろ少ないぐらいだろう。今では、「自然農法」による「自然食品」がマーケットで一定のシェアを得、安定した供給体制ができあがっている（第二章第一節、参照）。食養や正食の運動がその基礎を造った「自然食品」の運動は、「自然農法」などの代替農法と結びつくことによって、一段と大きな運動へ発展したと言えるだろう。現在も正食の運動とさまざまな代替農法の運動の間には緩やかだが、密接な連携がある。「農」と「食」の〈癒す知〉の運動が相互に密接に関わり合って発展してきたのは、むしろ当然のことかもしれない。

心理療法の発展と新霊性運動の先駆け

森田療法が森田の没後も弟子達によって発展の歩みを続け、日本の精神科医療の中で一定の位置を固めてきたことは第三章でも示唆したが、心理療法の〈癒す知〉の試みはもちろん森田療法に限られるわけではない。「日本の心理療法」は多彩な発展をとげてきたが（三木・黒木―一九九八）、中でもオリジナリティが高いのは、吉本伊信（一九一六―八八）が創始した吉本内観（単に「内観」ともよぶ）

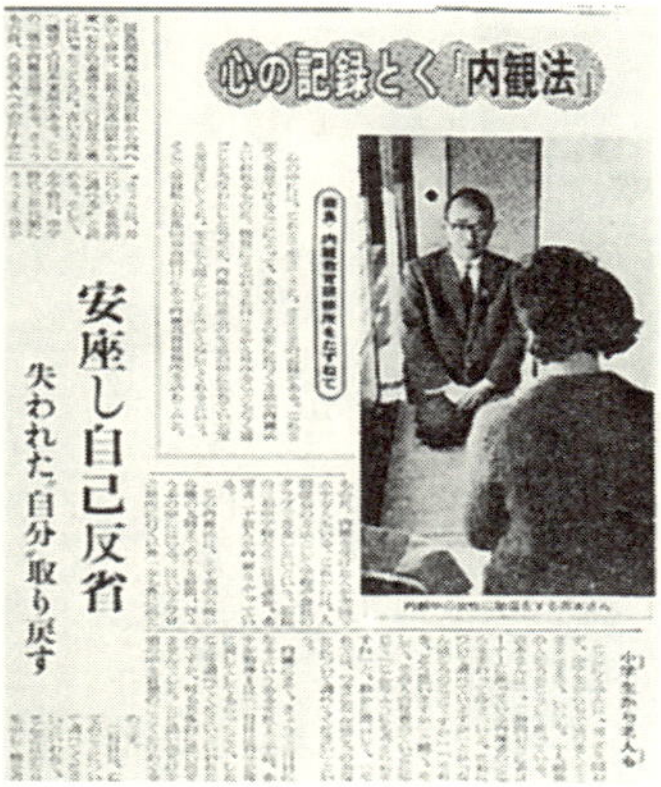

心の記録とく「内観法」

安座し自己反省

失われた"自分"取り戻す

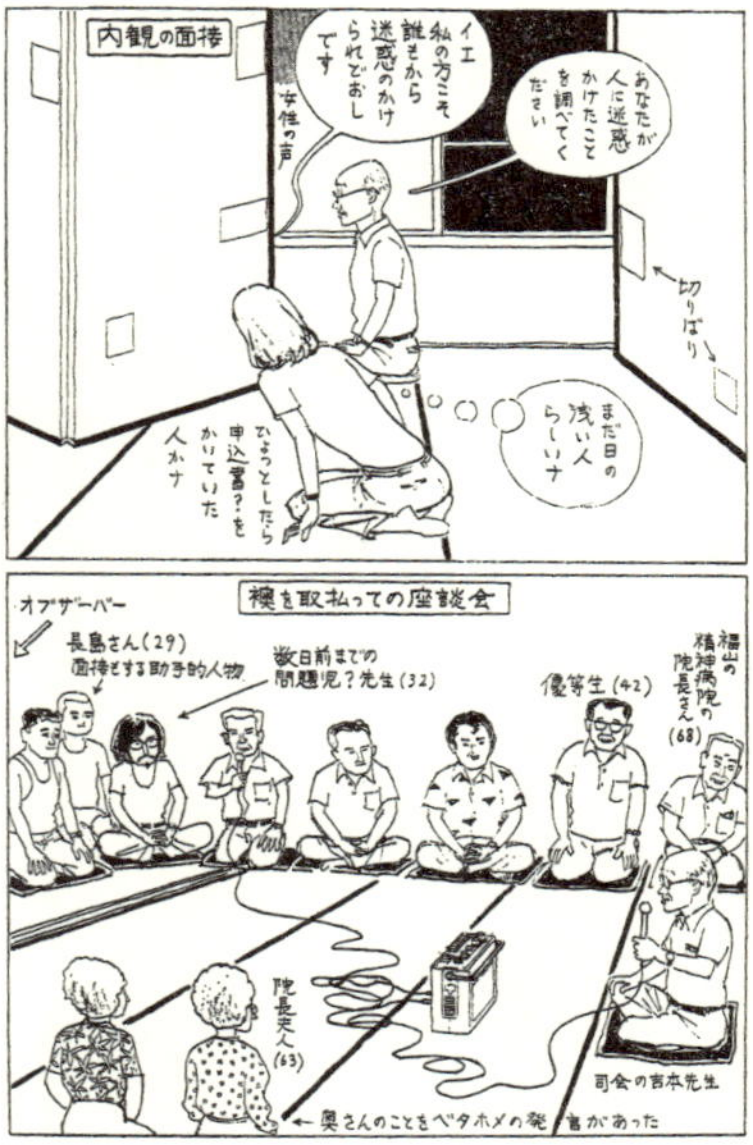
内観の面接
イエ 私の方こそ 誰もから 迷惑のかけ られどおし です
女性の声
あなたが 人に迷惑 かけたこと を調べてく ださい
切りばり
まだ日の 浅い人 らしいナ
ひょっとしたら 申込書?を かけていた 人かナ
襖を取払っての座談会
オブザーバー
長島さん(29) 面接をする助手的人物
数日前までの 問題児?先生(32)
優等生(42)
福山の 精神病院の 院長さん (68)
院長夫人 (63)
司会の吉本先生
← 奥さんのことをベタホメの発言があった

吉本内観

右：内観の様子（『大法輪』1977年 9 月号より）

左：吉本内観を紹介した新聞記事（『中日新聞』1965年11月21日）

だろう（島薗一一九九五）。吉本内観の技法の中心は、屛風で仕切られた一平方メートルほどの空間に一週間ほど閉じこもり、これまでの自分と他者との関係について徹底的に反省する「集中内観」とよばれるものである。定期的に数分間の「指導者」の面接を受けながら、「内観者」は朝から晩まで瞑想を続ける。その主題は父母兄弟や師など、特定の他者を思い浮かべ、子どもの頃から始めて、過去のある時期にその人に「自分がしてもらったこと」、「して返したこと」、「迷惑をかけたこと」の三つを振り返ることである。そのようにして、手順を踏んで自らの人生の自己点検を続けていく。

内観がうまく進んだ場合、内観者は自分が「してもらったことの多さ」「して返したことの少なさ」「迷惑をかけたことのさらに多いこと」に気づき、深い罪責感にひたるとともに、他者への感謝の気持ちに満たされ、涙にくれる。こうした内観を平素も繰り返すこと（「日常内観」、「分散内観」）によって、他者への思いやりにあふれ、責任ある社会的存在としての自覚をもてるようになる。悩まされてきた重い心理的葛藤がある場合には、それに距離をとることができるようになる。一九八三年の段階で、日本国内には約二〇ヵ所の内観研修所や内観道場があり、吉本伊信の営む大和郡山の郡山内観研修所では、一九八二年の一年間に約一三〇〇人が集中内観を実践した。これら内観専門の施設以外でも、刑務所・少年院・高校・宗教団体など、この方法を取り入れて人格的、心理的、霊性的な成熟に役立てようとする機関がいくつも登場した。

この吉本内観はレザークロスの問屋を営む一市民によって、一九四〇年代に創始されたものである。

吉本伊信は熱心な浄土真宗の信徒として、信仰的自覚を深めるための「身調べ」という過酷な内省を体験したことがあった。食事も睡眠も断ち、自分の罪を徹底的に省み、死の不可避を自覚し、地獄への恐れをもつことで阿弥陀仏に救われるという確信を得ようとするものである。「一念に遭う」という体験を経て「宿善開発」がなされた、すなわち死後の極楽往生が確証されたと信じるのである。二〇歳頃にこの「身調べ」を体験した吉本は、その後、他者にも体験を勧める過程でその中の宗教的要素を薄めていき、穏当な心理療法的技法へと変容させていった。その結果、多くの市民の需要に応えることができるようになり、アカデミックな精神医学者や心理学者、そしてマスメディアの賞賛を得るに至る。一九七八年には内観学会が設立され、正統的な学問の世界ですでに十分な認知を得たと言ってよいだろう。

一九六〇年代には森田療法や吉本内観が活発に実践されていたが、他方、正統的な精神医学や心理学の世界から宗教的、霊性的なものに強い関心をもつ人々が力強い発言を行うようになってもいった。精神科医の神谷美恵子《かみやみえこ》の『生きがいについて』（みすず書房、一九六六年）、土居健郎《どいたけお》『甘えの構造』（弘文堂、一九七一年）、河合隼雄《かわいはやお》『母性社会日本の病理』（中央公論社、一九七六年）などである。それに先だって、ヴィクトール・フランクル、カール・ユング、アブラハム・マスロー、カール・ロジャーズなど、トランスパーソナル心理学の先駆者たちの著作の翻訳が進められ、「宗教と心理学の間」に関わる〈癒す知〉の基盤は十分に培われつつあった。

二〇世紀後半の〈癒す知〉をめぐる状況

以上が、世紀転換期から一九六〇年代頃までの、「食」と「心」の二つの領域での〈癒す知〉の歴史の概略である。一九六〇年代ともなれば癒しの運動はまことに活発に、かつ多様に展開している。第一章で触れた「からだ」や「霊」に関わる癒す知の領域を含めれば、その光景はもっともっとにぎやかになる。呼吸法や瞑想法の運動は近代日本の〈癒す知〉の運動の最初から存在したものであるが、この時期にはさらに多彩に展開している。第二次世界大戦後は敗戦の反省も踏まえた合理主義的な「民主主義教育」が押し進められ、高等教育が著しく普及するとともに、科学技術の成果による生活の利便化や富の増大が如実に実感された時期である。六〇年代までの時期は、近代科学の威信と影響力が甚大であった。だが、近代合理主義の全盛期ともいうべきこの時期に、本書で論じてきた森田療法や吉本内観や正食運動の他に、さらに野口整体や山岸会などさまざまな〈癒す知〉の運動がじわじわとその基盤を広げつつあったことは記憶にとどめてよい。

本書の冒頭で述べたような七〇年代以降の〈癒す知〉の興隆は、こうした基盤の上に展開したものである。この新たな運動の興隆が「近代合理主義批判」の潮流と符節を合わせていたことも第一章で述べたとおりである。この事態はそれまで〈癒す知〉が置かれていた周辺的な地位が、何ほどか改善されることを意味していた。アカデミズムや近代的な専門家制度と結びついた正統的な知のシステムに対して、民間の運動家や彼らを支持するしろうとを担い手とする〈癒す知〉の運動がそれなりの自己主張を行い、正統的な知の制度からもそれを認知し、ときには高く評価しようとするような傾向が強まってくるのである。

このことは、一九一〇年代から二〇年代にかけていったんなされた〈癒す知〉をめぐる線引きが問い直され、新たにその境界が流動化してきたことを意味している。森田療法のこの時期の展開を見ると、森田療法運動のなかでもこの変化に対応するドラスティックな革新が生じていたことが確認できる。それは一九七〇年に始まる「生活の発見会」の運動である。これは強い権威をもつ医師が患者の生活全面を垂直に（タテの関係で）管理し、その指導に患者が全面的に服するという従来の典型的な森田療法にかわって、個々の参加者が森田療法の考え方を集団で学習しあい、個々人がそれぞれに癒しを実現する集まりをヨコに広げていこうとするものである。医師の指導による森田療法を、悩む者たち自身によるセルフヘルプ運動（自助運動）へと転換させたものである。一九九〇年三月の段階で、生活の発見会の会員は約六〇〇〇人、全国一一五ヵ所で集談会が行われるようになっていた（長谷川他一一九九〇）。

水谷啓治と啓心会

生活の発見会の由来をたどると一九五七年の『生活の発見』誌の発刊に遡る。学生時代、森田について神経症を癒され、共同通信社に勤めながら森田療法の普及に情熱を燃やしていた水谷啓治（一九一二―一九七〇）が同人を募って始めたものである（岸見―一九九八）。それに先だって水谷は一九五六年、森田療法の普及と神経質者の互助を目的とした「啓心会」を発会させていた。森田が生前行っていた「形外会」にならい、指導者のもと森田療法の患者や治癒経験者が集う集会はいくつもあったが、これは医師の指導によらないという点に特徴があった。例会に五〇名以上の人が集まるようになり、雑誌の発刊に至ったが、それは下村湖人が主宰していた修養・教育雑誌『新風土』にならおうとするものでもあった。水谷は森田療法を病院と医師の指導の枠を超えた修養運動や社会教育の運動へと展開させようとする意図をもっていたといえるだろう。

しかし、水谷は日曜日の啓心会の集いだけでは治療をもたらすことはできないということから、一九五七年、東京の自宅を開放して共同生活の施設、「啓心寮」を開設するに至る。しかし、医師法に違反する恐れがあるということから、医師の協力を得ねばならず、一九六一年に「啓心会診療所」が作られる。医師の診察を行いながら、共同生活の管理と日記をめぐるやりとりなど、生活指導のかなりの部分は水谷が行うという体制である。しかもそれは単なる治療にとどまらず、人間としての生き方を教える「森田生活道」の指導にまで展開すべきものと考えられていた。これは森田自身の考え方とさほど隔たるものではない。ただ、その主体が医師という専門家でなければならないかどうか。これが水谷のこだわりだった。水谷は専門家の領域を侵そうとする危ういものだという医師の批判に次のように反論している。

治療者としては、みずから神経症の体験をし、それを乗り越えてきた医師がもっとも適任であるわけです。しかしそういう医師の少ない現在、私どものような神経症を乗り越えた体験者が医師と協力して、神経症の人々の指導にあたる、という方式は当然採用され、普及されなくてはならないと思います。(岸見一九九八、一四四—一四五ページ)

伝記作者の岸見勇美《いさみ》はこの試みを当時の医療体制に対する「しろうとの挑戦」ととらえて、次のように述べている。

当時の医療体制の不備を批判する流行語に「三時間待ちの三分診療」ということばがあった。啓心会はその不備、不満を解消する画期的な診療体制を整えていた。／そこには、まず専門医による診断があり、森田神経質とよばれる森田療法適応症とされた人たちは、入寮して指導が受けられ、夜は人生諸般の教育を通じて、人間本来の生きる目的、努力すべき目標をつかむことができる。さらに予後は啓心会に参加して、日々の生活のチェックをすることもできる。／加えて機関誌『生活の発見』によって森田療法の解説、仲間たちの体験、人生教養を学び、情操豊かな自己を実現できる道が示されている。なまなかな医療機関ではできない体制が用意されているのである。いわば神経症治療と人間教育の融合したシステムであり、精神医療分野における壮大な実験であり、遅れている医療体制への〝しろうと〟の挑戦でもあった。(同前、一四六—一四七ページ)

長谷川洋三と生活の発見会

啓心会と『生活の発見』誌の運動は目覚ましい成功を収め、一九七〇年には会員が二〇〇〇人にまで増加していたが、その年に水谷は死亡した。『生活の発見』誌の刊行に力を貸してきて、水谷の死後、この運動の運営のかじとりを引き受けたのが、広告会社、電通の定年間近の社員であった長谷川洋三（一九一四―九二年）である（岸見一九九六）。長谷川は森田療法の普及を進めるには個人の指導に頼るのではなく、集団指導により「大衆化」していく必要があると考えたが、これは水谷の門下生らから激しい抵抗にあった。集団的な学習運動を進めようとする長谷川らのグループと、「禅でいう禅師と弟子の人間関係に森田療法の本質的なものをみようとする潮流」との論争が続き（同前、一

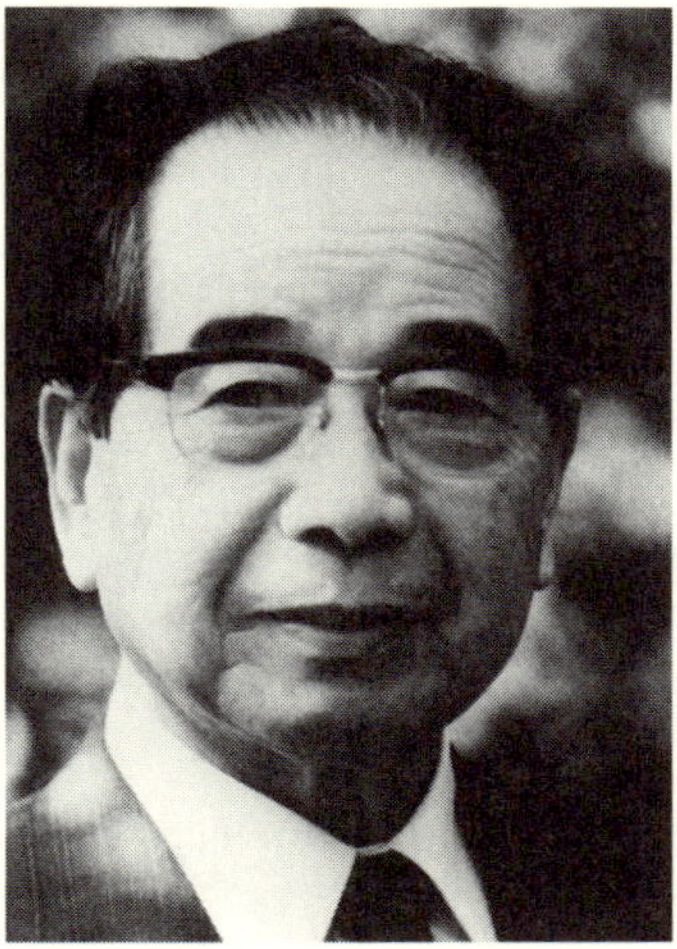

長谷川洋三

長谷川は仕事の関係で水谷と交友があり，雑誌編集の経験があったことから，『生活の発見』誌の編集に加わるようになった．ところが，集まった原稿を読むうちに，「私もまた正真正銘の神経質症だったんだ」と思い知った．そして森田療法の体得に真剣に取り組むようになった．

五四ページ)、結局、長谷川らは啓心会から離れ、新たに「生活の発見会」を作り、『生活の発見』誌の刊行を続けていくことになった。

生活の発見会の運動は医師の協力を仰ぎながらも、長期的な共同生活は行わず、しろうとの賛同者が寄り集って学習会をもつという形で進められていく。その最初の形は埼玉県越生《おごせ》市にある曹洞宗の龍穏寺《りゅうおんじ》での合宿方式の集団学習だった(一九七一年三月)。続いて本部での夜間連続学習会へと展開し、各地に地区集談会が作られていくようになる。もともと長谷川は医師について神経症の治療を受けたわけではなく、彼自身、書物を通して森田療法に親しんでいた。学習会は体験を語り合うとともに、カリキュラムにのっとり、テクストに従って森田療法の理解を深めていくもので、長谷川自身の森田経験を反映したものでもあった。世界的にセルフヘルプ(自助)運動が広まりつつある時代だったが、生活の発見会は期せずして、森田療法のセルフヘルプ運動化を実現することになった(島薗一二〇〇二。アメリカにおけるセルフヘルプ運動については、カッツ一一九九七、参照)。

長谷川のこのような方式が成功するについては、朝日新聞に好意的な紹介記事が掲載され、全国から問い合わせが殺到した(一九七二・七三年)といったことも幸いした。メディアの役割に助けられたとも言えるし、メディアが時代のニーズに応ずるものを求めていたとき、見事にニーズに合致した方式を提示できたのだということもできよう。

生活の発見会による革新

生活の発見会の新しさとして、女性や母親のための学習会を催してきたということがある。一九七三年に東京八王子の大学セミナーハウスで第一回の「教育研究会」が開催され、数年後には「母子合宿」に発展した。また、一九七四年からは女性のための集談会を月に一度開くようになった。七五年の母子合宿では次のような母親（小田マサ子——仮名）の苦悩と癒しの体験が語られた。

マサ子は子どものことから感受性のつよい少女だった。／「よい結婚、よい家庭、よい子どもたち」が理想だった。／結婚して二児にめぐまれた。マサ子は「よい嫁。よい妻、よい母」をめざして、ひたすらがんばり続けた。だが小田家での評判はかならずしもよくなかった。なによりも夫の口のうるさい干渉がこたえた。／夫に文句を言われまいと、やがてマサ子は何ごとにも完全を期するようになる。天井にくもの巣はないか、皿に汚れは残っていないか、ガス栓は閉めたか、一つのことを何度もなんども確認していくうちに、マサ子はすっかり疲れ果ててしまった。／不眠、脱力感、ぼんやりミスが続き、子どもと夫を送り出すと布団のなかに倒れ込んでしまう毎日となった。（同前、二二七—八ページ）

母親失格という思いにとりつかれ、自殺を試みるまでボロボロになりながら、何とか早くよくならなければと思いつめていたとき、新聞で長谷川が書いた『森田式精神健康法』（ビジネス社、一九七四年）の広告を見た。マサ子は生活の発見会に入り、森田療法の他の本も次々に読み、集談会にも参加するようになった。七四年にその体験談が『生活の発見』誌に掲載されたとき、それを読んだ長谷川から「もうだいじょうぶ」、「かならずよくなります」との電話をもらった。電話が終わってマサ子は「これで救われる」という「人生最大のうれし泣き」を抑えられなかった。森田の妻の久亥《ひさい》がそうであったように、従来の森田療法では、指導する医師の妻は徹底した内助の功で、医師を助けるという役割が与えられていた。そのような女性モデルに対して、生活の発見会では主婦としての抑圧の重荷についてともに語り合い、模範的な女性役割を相対化する可能性が開かれることになった。

啓心会から分かれたときにはいったん会員が八〇〇人程度に減少したというが、その後生活の発見会の成長ぶりは目覚ましく、一九八〇年には四〇〇〇人を超え、九〇年には六〇〇〇人に達した。全国の集談所は七二年に六ヵ所だったものが、八〇年に六七ヵ所、九〇年には一一五ヵ所に達していた（長谷川他－一九九〇、三四八ページ）。一九八八年の調査では、在会一〇年以上の会員が一三・七％、五年以上九年未満が三一・六％であり、五年以上在会する会員が半数近くに上る（同前、二八五ページ）。筆者が東京文京区の本部を訪問した九五年の時点での資料では、入会金、一万三千円、年会費、一万一千円で、会員比率は男性が六割、女性が四割、集談所は全国にゆきわたり日本のセルフヘルプ運動の代表的なものの一つとして知られるようになっていた。

〈癒す知〉の運動が問いかけるもの

森田療法は専門家の権威を確立し、「迷信」との区別を明確化する過程とともに成立した〈癒す知〉だった。しかし、その森田療法のなかから、専門家の権威を相対化し、師弟関係ではなく、参加者同士の対等な相互学習こそが好ましいとする考え方が登場し、大々的な成功を収めるに至った。「生活の発見会の森田理論学習は、互いが生徒であり先生である相互啓発が基本だ、と洋三は考えている。教える医師と教わる会員という上下関係を持ち込むのを、洋三は極端に警戒した」（岸見一九九六、二五〇ページ）。しかし、それは専門家が関与することをまったく拒もうというものではない。かつての食養や正食（マクロビオティック）のように、もっぱら正統的な知の外側で展開した運動では、専門家の協力はあまり期待できない。しかし、森田のようにいったん、十分に専門家の認知を受けた運動であれば、正統的な制度のなかに確固たる地位をもつ専門家との協同が容易にできるだろう。事実、生活の発見会も高良《こうら》武久（元東京慈恵会医科大学教授）のように専門施設のなかで柔軟な森田療法を展開してきた医師たちと良好な関係を結びつつ、その運動を展開することができたのだった。

二〇世紀の末の日本の〈癒す知〉の運動は多様である。正食運動のようにまったくの在野の運動もなお活発であるが、正統的な知とより積極的な関係を結ぼうとする運動も増えてきている。世界救世教の自然農法のように、宗教運動とほとんど一体化しているものもあれば、多くの気功の集団やヨーガの集団のように大きな野心はもたない健康法の団体として、主要な活動領域を控えめに確保しているものもある。正統的な知の側も、制度側の知のシステムの限界をより強く自覚するようになっており、以前よりも積極的に〈癒す知〉に目を向けようとしている。ホリスティック医療やトランスパーソナル心理学に希望を託す人たちは、資格をもち正統的制度のなかで活動する人たちのなかにも増えてきている。

このように近代の正統的な知に対する代替知としての〈癒す知〉が社会的な認知度を高めてきたことにより、正統的な知のあり方の見直しの気運も高まらざるをえないだろう。かつてのように、正統的な近代科学、近代制度の枠内の知にあらざるものは、まったく無効で有害なものとして遠ざけていればよい時代は終わった。〈癒す知〉のさまざまな運動は、近代科学や近代制度的な知が何を欠落させているかを照らし出す可能性をもつ。かといって、では近代的な知が異なる知へと大きく形を変えていくのだろうかというと、そうとも言えない（島薗一九九六、第一二章、参照）。近代科学の権威と密接な関係をもつ、専門家による心身の管理や統御の制度のあり方を根本的にあらためることは容易なことではないと思われる。

〈癒す知〉の迷走、暴走

他方、〈癒す知〉が営利企業の形態をとったり、閉鎖的な宗教集団と結びついたりすることによって、市民に危害を及ぼす可能性が懸念される機会も多くなった。アメリカ合衆国を中心に、一九六〇年代から世界の先進国に広まった新しい霊性運動の諸潮流がある。欧米で「ニューエイジ」とよばれることが多く、日本では「精神世界」とよばれてきたものが主なもので、まことに多様な潮流が含まれる（島薗―一九九六）。その中には、自己啓発セミナーや癒しの商品の販売会社のように、営利企業として成功を目指した集団も多数参与している。営利化した〈癒す知〉は消費者の搾取に傾かないともかぎらない。特別な癒しの効力があるとして不当な高額をむさぼったり、高尚な真理を保持しているかのように装って、人々の日常生活の秩序を崩壊させるところまでは熱心だが、それを再構築するための支援はおざなりだったりすることもある。企業としての利益が上がれば質が低くてもよいことになってしまうのだ。

それ以上に恐れられるのは、〈癒す知〉の運動が閉鎖的な宗教集団へと発展したり、閉鎖的な宗教集団が〈癒す知〉を取り込んだりして、市民の生活に破壊的な作用を及ぼす危険である。オウム真理教は一九八〇年代の一時期、まだその名を冠する以前、ヨーガ道場の形をとって共鳴者を集めていたが、その段階では穏当な癒しの運動の一つと見えたかもしれない。だが、そこには〈癒す知〉が「人間改造」に通じるはずだという途方もない夢がはらまれていた。そしてその夢はかなりの程度まで、阿含宗《あごんしゅう》の教祖、桐山靖雄《きりやませいゆう》の著作を通して育てられたものである（島薗―一九九七）。宗教と科学の新たな統合による新文明への期待が育ちつつあった一九七二年に、桐山靖雄は「ホモ・サピエンス」にかわって、もう一段階進化した「ホモ・エクセレンス」が生き残るべき時代が来る、そしてその進化の道を切り開くのが、究極の〈癒す知〉だと唱える書物を刊行していた（桐山靖雄『密教——超能力の秘密』平河出版社、一九七二年）。

最高度に進化発達した知能を持つ未来社会に、宗教という特別な分野《セクション》はなくなるだろう。高度の知能は高度に発達した倫理観、道徳意識をともなうから、現在の宗教や、宗教家あたりが説いている「教え」など、まったく低俗な、次元の低い幼稚なものとしてかえりみられず、宗教意識はごくあたりまえの常識になってしまって、ことさらにカミやホトケを念ずることなどなくなるだろう。ヒトが、カミ、ホトケとひとしくなるのである。（二一―二二ページ）

五〇年から一五〇年——、これだけの時間のうちに、滅びるべきものは滅びるだろう。／そのあとに、ホモ・エクセレンスはあたらしい科学、あたらしい技術、あたらしい宗教、あたらしい芸術をつくり出す。それは、ホモ・サピエンスとは比較にならぬ高度の知性と悟性が生み出したあたらしい次元のものである。（三四ページ）

適切なバランス

〈癒す知〉への期待が高まると、ある種の宗教が掲げる途方もない夢に転ずることがある。また、宗教の掲げる途方もない夢が、人々の〈癒す知〉への期待を呑み込んで膨張することもある。オウム真理教の中には〈癒す知〉や「科学と宗教の統合」といった理念に、強い関心をもった経験がある人々が少なくなかった。このような例を目の当たりにすると、明治中期に井上円了が、また、大正期に『変態心理』誌の森田正馬や中村古峡が「迷信打破」に使命感を抱いたのもごく自然なことに思えてくるかもしれない。〈癒す知〉の運動が掲げる知の妥当性について厳しくチェックし、怪しいものは排除した方がよいという考え方だ。科学的に検証できるものについては十分にその意義を検証し、市民に声が届くように批判を加えることはもちろん望ましい。正統的な科学からのそのような批判的考察は大いに歓迎すべきものである。

しかし、現代の環境問題や医療が抱える諸問題を無視することができない現代人にとって、近代科学や近代的な制度を支える知の限界は、やはり冷静に見定めておくべき事柄である。そして近代知ではカヴァーしきれない領域に、何らかの認識システムの網をかぶせようとする試みを、すべて「迷信」として抑圧したり、笑い飛ばしてしまうわけにもいかないだろう。代替医療の可能性に心を開いておくことの必要性は、今では多くの医師も認識しており、たとえば漢方医療を併用しようとする医師も少なくない。トランスパーソナル心理学やホリスティック教育学が大学の講壇に入り込むようになったのも、同じような事情に根ざしている。近代科学を基盤とする正統的な知のシステムは、〈癒す知〉の可能性を認め、その試みとの間で何らかの折り合いをつけることが避けられない課題となっている。

今後も近代の正統的な制度の枠内の知と、その外部で展開する代替知・民間知の関わりのあり方は変わっていくだろう。正統的な制度の権威を背負う知の専門家は、もっと謙虚に自らの立場を反省し、それ以外の知のあり方により多くの敬意を払うことが求められるようになるだろう。その際、本書がたどってきた近代日本の〈癒す知〉の初期の動き、つまり一九世紀の末から二〇世紀の前半における展開は、さまざまな示唆を提供してくれることだろう。

精神史のなかの〈癒す知〉

〈癒す知〉の諸運動の歴史は、近代日本の精神史を振り返る上でも、重要な意義をもつ。それらは単に、個々の病の治療を追求してきただけではなく、「生きがいある生とは何か」という問いに答えを提示しようとしてきた試みとしても理解できる。そこには確かに、この宇宙がどのように成り立っているか、人はこの世界でどのような位置を占めるのかという問いへの探求も含まれていた。

たとえば桜沢如一は、食物の材料となる生物や物質の特徴について考えながら、陰陽からなる世界の秩序について、また、人間の生命力や運命について思弁をめぐらしてもいた。生と死、善と悪のからまりあいをどのように理解するかは、桜沢がもっとも深く思いをこらした問題だった。「善悪の彼岸」を唱える桜沢の倫理観が、戦時中の日本社会でどのような意義をもつものであったのか、まだまだ探求すべき事柄はある。ともあれ、桜沢が「食」を通して、二〇世紀の日本の宗教性や世界観の展開に独自の一ページを加えたことは疑いようがない。それは森田療法を、二〇世紀の日本の心理療法的な精神運動、ひいては宗教運動の一つとしてとらえることができるのと同様である。

養生論と養生実践の伝統が人生観や世界観の要素をたっぷり含んでいたように（立川一二〇〇一）、〈癒す知〉は広い意味での宗教や霊性《スピリチュアリティ》の領域に関わる思弁や想像力の豊かな展開の場所でもあった。近代以前の日本の知の伝統を踏まえれば、典型的な「宗教」や「道徳」の領域だけでなく、自然や身体や心の認識的とらえ返しの試みが、広い意味で精神的、あるいはスピリチュアルな含みをもつのはむしろ当然のことである。現代日本人が悪や死をどう受け止め、人生の幸福をどのように構想しようとしているのかを考える上でも、〈癒す知〉の諸運動の考察は欠かせないものなのである。

教学的神学的な思弁や哲学的な思索の表現が、宗教的な問いかけや考察として重要であることは言うまでもない。聖典や教学・神学思想の研究は宗教思想研究の主要な源泉であり続けるだろう。しかし、人々の広い意味での宗教的な思考は、もっと広い範囲に及んでいる。とくに生活に役立つ知を用いながら、それなりの奥行きをもった宗教的思索が行われてきたことにも注目すべきだろう。〈癒す知〉はそのような生活現場に近い宗教思想の現れなのである。

以上のような問題の学問的考察はまだ緒についたばかりである。歴史学も科学史研究も宗教史研究も、このような課題に取り組む機会が乏しかった。今後はこうした問題の学問的探求が深められ、近代日本のこころとからだ、観念と実践の歴史がさらに多面的に解明されることが望まれる。今後のそうした探求のために、本書がいくばくかの手がかりを提供できているとすれば、筆者の当初の目標はおおかた満たされたことになる。

あとがき

「宗教と科学との関係」、また、「宗教と心理療法の関係」という観点から、近代宗教について、また現代人の精神状況について掘り下げていけるのではないかと考え始めたのは一九八〇年代の中頃だったかと思う。それまで試みてきた仕事、つまり「宗教運動」とか「新宗教」とか「教祖」とかを手がかりにして、自分なりの歴史像や人間観を形づくっていこうとする仕事の幅をもう一つ広げていきたいと考えたとき、「セラピー」や「癒し」がよいヒントを与えてくれると思えた。折しも「ニューサイエンス」が若者の希望をかきたてている時代だった。「精神世界」の人気も高かった。オウム真理教に加わった科学畑の人々が、そうした時代思潮に共鳴したのはごく自然なことだった。

一九九六年に『精神世界のゆくえ――現代世界と新霊性運動』（東京堂出版）という書物をまとめたが、そこでは気功や神秘主義や心理療法や自然食の流行について、その理由を考えようとした。確かに「近代合理主義への失望」がその背後にある。だが、それが二〇世紀の最後の四半世紀ににわかに台頭したと見るのも適切ではない。実はそうしたものへの関心はもっとずっと以前からあった。人々が引き付けられる「癒し」や「霊性」の集いや施設を訪ねていくうち、こうした〈癒す知〉や〈代替知〉の運動の歴史をまとめたいと考えるようになった。東京外国語大学でお世話になったフランス社会史の二宮敬之教授のお勧めで、一九九四年、ベルリン自由大学で開かれた「社会運動と文化」についての研究集会に出席したのは、意義深い経験だった。宗教学から引き出された問題意識が、歴史学者の集いでも一定の有効性をもちうるという感触を得ることができたのは幸いだった。

しかし、つらつら考えてみると、この探求は一九七〇年前後、まだ大学の学部生だった頃に精神医学志望から宗教学へと転じたときから、すでに始まっていたといえないこともない。私の祖父（島薗順次郎）は内科医で脚気とビタミンBの研究家だった。父（島薗安雄）は祖父にならって医学の道を志したが、もっと人間そのものに近いことをやりたいと考え、専門に精神科を選んだ。精神医学者としての研究は自然科学に近いスタイルだったがそれでも心理的な側面を含み込もうとしていた。実は「精神療法（心理療法）」に関心が深く、職業人としても父としても「精神療法家」としての自覚が強かったようだった。そんな父に育てられた影響はかんたんには消えない。二〇歳前後に精神医学志望から宗教学へ転じたといっても、最初の研究課題、つまり卒業論文のテーマは「フロイトと宗教」だったから、それほどはなはだしくコースが変わったわけでもない。

当時、東大医学部の保健学研究室をお訪ねし、『甘えの構造』の著者、土居健郎先生に卒業論文のご指導をお願いしたところ、宗教と心理療法がきってもきれない関係にあることをご示唆下さり、フィリップ・リーフの『フロイト――モラリストの精神』（誠信書房、一九九四年、原著、一九五九年）を教えていただいた。この書物は、現代人を「心理学的人間」として特徴づけていた。「宗教から心理療法へ」という流れで現代精神をとらえることができるという考えは、この時以来、折にふれてよみがえってきた。つまるところ、本書のテーマは宗教学を志して以来の、私の積年の問題意識、あるいは固定観念に根ざしている。

〈癒す知〉の系譜をたどる際に、道案内いただいた方々は数多い。『癒しと和解』（新屋重彦・島薗進・田邊信太郎・弓山達也共編、ハーベスト社、一九九五年）、『癒しを生きた人々』（田邊信太郎・島薗進・弓山達也編、専修大学出版局、一九九九年）、『つながりの中の癒し』（田邊信太郎・島薗進編、二〇〇二年）の三冊の共同編集による書物は本書に関わりが深い。『アジアの環境・文明・人間』（山折哲雄編、法蔵館、一九九八年）や『宗教心理の探求』（島薗進・西平直編、東京大学出版会、二〇〇一年）も関連する企画だった。編者・共編者の皆さん、執筆者の皆さんに種々ご教示いただいたが、なかでも武道大学の田邊信太郎さんから教えていただいたことは多い。

〈癒す知〉に関わってご教示いただいた方は他にも多い。とくに養生論の伝統について、茨城大学の瀧澤利行さんからも貴重なご教示をいただいた。また、資料の収集や現場での取材に際してはたくさんの方々にお世話になった。日本CI協会の花井陽光さんには資料の閲覧を快くお認めいただいた。日本経済新聞社の木下勇作さんにお引き合わせいただいた三聖病院の宇佐晋一先生にはご親切にお迎えいただき、その後も折にふれてご教示たまわった。そしてシリーズの世話役、成田龍一さんと吉川弘文館の辛抱強い支えがなければ、本書の執筆はさらに何年も遅れてしまったことだろう。

本書がなるまでには、他にもまことに多くの方々のお世話になっている。この場を借りてお世話になった皆様に、あつくお礼を申し上げる。

最後になったが、本書を間もなく七回忌を迎える亡父のみたまに捧げたい。

島薗　進

二〇〇二年九月二三日

◇索　　引◇

〈事　項〉

あ　行

か　行

さ　行

た　行

〈人　名〉

あ　行

か　行

さ　行

た　行

な　行

は　行

ま　行

や 行

わ 行

◇文献案内◇

「癒し」をめぐる領域では、大きな希望に彩られた言説がとびかうとともに、それをあやしげなものと見なして、厳しくその非を問う言葉も投げかけられがちだ。事実についての正確な知識に近づこうとする前に、予断が混じりがちなのである。そこで、〈癒す知〉の位置を正確に測定するために、まずは巨視的な視点から、近代科学と宗教との関係を見究めようとする書物を紹介したい。次いでズームをしぼっていくように、次第に日本の近代史へと焦点を合わせていくことにしよう。とりあえず日本の歴史について理解したいのであるが、関連してグローバルな歴史、あるいは他地域の歴史に目を配っていこう。

巨視的な展望という点でまず手にとってみたい書物は、スティーヴン・トゥールミンの『ポストモダン科学と宇宙論』（地人書館、1991年、Stephen Toulmin, *The Retuen to Cosmology : Postmodern Science and the Theology of Nature,* University of California Press, 1982）である。ヴィトゲンシュタインに学んだこの哲学者は、20世紀後半に至って、厳格な客観科学の理念がほどけていき、哲学・宗教と科学との分界線があやしくなり、コスモロジー的な思考が復興してくる方向にあると論じている。「ニューサイエンス」をそうかんたんに認めようとしない立場から、しかし、「ポストモダン科学」というものが確かに求められているという事態は確認できる。

トゥールミンの書物は、主観と客観を厳格に区切る近代科学の立場が、世界の断片化と人間的交わりの破砕に通じる悪夢にも触れている。そこで引かれている16－17世紀の詩人、ジョン・ダンの詩句、「まとまりは

すべて去りゆき（all cohaerance gone）」は、ロバート・ベラー編『心の習慣——アメリカ個人主義のゆくえ』（みすず書房、1991年、Robert Bellah et. al., *Habits of the Heart : Individualism and Commitiment in American Life,* University of California Press, 1985）でも引かれている。この書物は宗教社会学者らがインタビュー調査に基づいて、現代アメリカ人の価値意識（「心の習慣」）を分析したものであるが、そこでは「セラピー的」という語がキイワードとなっている。「セラピスト」こそ現代アメリカ人を代表する人物像（character）だという。「ポストモダン科学」が求められる時代は、また、「セラピスト」への需要がいやましに高まる時代でもある。この視点は、現代世界のモラリティを「徳の理念の喪失」という観点から理解しようとしたアラスデア・マッキンタイア『美徳なき時代』（みすず書房、1993年、Alasdair MacIntyre, *After Virtue,* University of Notre Dame Press, 1981）の視点でもある。

「癒しの人」、すなわち「セラピスト」を現代人のある傾向を代表する存在と見ることができるとすると、それは宗教史的にはどのような位置に置かれるだろうか。「セラピー的」という用語を文明史的な概念として用いようとしたのはフィリップ・リーフだが、リーフはまたそれに先だって『フロイト——モラリストの精神』（誠信書房、1999年、Philip Rieff, *Freud : The Mind of the Morarist,* Penguin, 1959）で現代人を宗教「以後」を生きる人々、すなわち「心理学的人間」として理解しようとしてもいた。筆者の『精神世界のゆくえ』（東京堂出版、1996年）はこうした問題意識を引き継ぎつつ、日本とアメリカでそれぞれ「精神世界」、「ニューエイジ」とよばれた運動を見渡し、歴史的な位置づけを試みている。1970年前後から活性化してきたこの精神運動は、確かに「ポストモダン」の一つの大きな潮流と見てよい。その潮流のただ中から、巧みに人類精神史上のその位置を指し示そうとしたセオドア・ローザク『意識の進化と神秘主義』（紀伊國屋書店、初版、1978年、第 2 版、1995年、

Theodore Rozak, *Unfinished Animal : The Aquarian Frontier and the Evolution of Consciousness,* Harper & Row, 1975）の直観には今でも学ぶところが多々ある。

だが、今ではこの精神潮流が、長い歴史をもっており、近代社会の中でもさまざまに存続してきたことがもっとはっきりしている。西洋精神史の文脈では、アントワーヌ・フェーブル『エゾテリスム思想――西洋隠秘学の系譜』（白水社、1995年）がたどろうとするようなエゾテリスムの思想史、運動史を見過ごすわけにはいかない。たとえば正統キリスト教、ユダヤ教への不満と結びついて育まれてきた異端思想の流れのなかで、グノーシス主義が果たした役割は大きい。大貫隆・島薗進・高橋義人・村上陽一郎編『グノーシス　異端と近代』（岩波書店、2001年）は近代におけるこの思想系譜の影響の大きさを示唆している。人間と自然との関わりという観点からは、ドナルド・オースターの『ネイチャーズ・エコノミー――エコロジー思想史』（リブロポート、1989年、Donald Worster, *Nature's Economy : A History of Ecological Ideas,* Sierra Club Books, 1977）が役に立つ。

グノーシス主義や錬金術の伝統に大きな影響を受けたカール・G・ユングの思想の宗教思想との関連を解説してわかりやすいのは、湯浅泰雄の『ユングとキリスト教』（人文書院、1978年）、『ユングとヨーロッパ精神』（人文書院、1979年）である。ユングの思想をフリップ・リーフの「心理学的人間」の概念と結びつけてとらえた労作に、ピーター・ホーマンズの『ユングと脱近代――心理学人間の誕生』（人文書院、1986年、Peter Homans, *Jung in Context : Modernity and the Making of a Psychology,* The University of Chicago Press, 1979）がある。ユング理解の大家である湯浅は、また「気」を中心とした東洋の癒しの思想系譜を究明してもきた。『身体――東洋的身心論の試み』（創文社、1977年）は英訳されて欧米でもよく知られた書物である。仏教、とりわけ禅の伝統にふれ

ながら、現代的な癒しの心理学の可能性を考えようとした書物には、たとえば、恩田彰の『禅と創造性』(恒星社厚生閣、1995年)がある。現代の心理療法と結びついた心理学が、宗教とどのように関わっているかについては、島薗進・西平直編『宗教心理の探究』(東京大学出版会、2001年)にさまざまな考察が集められている。

近代日本の文化史の中に、私が〈癒す知〉とよぶような諸現象をどう位置づけるか、なかなか難しい問題である。筆者は近代の宗教運動が近代科学と対抗しながら、癒しの運動としてある程度の成功をおさめていく過程に関心をもってきた。島薗進『現代救済宗教論』(青弓社、1992年)では、「救い」を求める宗教が現世的な「利益」に強い関心を寄せる理由を問うているが、これは近代日本における「癒し」の宗教運動の巨大な発展の意味を理解しようとする試みとも言える。こうした試みとして先駆的なのは、対馬路人・西山茂・島薗進・白水寛子「新宗教における生命主義的救済観」(『思想』665号、1979年)である。生命主義と「癒し」の隆盛との親和性ということをさらに深く考察していくには、鈴木貞美『「生命」で読む日本近代——大正生命主義の誕生と展開』(日本放送出版協会、1996年)のような文化史研究の成果を参照にする必要があるだろう。また、日本の宗教が「現世利益」に対してどのように関わってきたかについて、広い知識を得るには、今なお日本仏教研究会編『日本宗教の現世利益』(大蔵出版、1970年)が有益である。

宗教運動への関心とはとりあえずだいぶ異なるが、これもまた〈癒す知〉に近づいていくもう一つの有力な視角は、近代日本の学知(近代知)のあり方を問い直し、その多様な展開に注目することである。鶴見俊輔らによる雑誌『思想の科学』はこうした問題に関心を持ち続けてきた。支配的な文化に対するオルタナティブを求める文化研究は、また、民衆史・民衆思想史研究という形でも開拓されてきた。こうした諸潮流

が合流するような形で、1980年代に「民間学」という論題が結晶してくる。鹿野政直『近代日本の民間学』(岩波書店、1983年)はその触媒になった。リブロポート社からシリーズ「民間日本学者」が刊行され、鹿野政直・鶴見俊輔・中山茂により『民間学事典』(「事項編」および「人名編」、三省堂、1997年)が編まれるに至った。その過程で、「民間学」が指すものはやや茫漠としたものになってきたようだが、〈癒す知〉の系譜を考察する上での手がかりはたっぷりそこに貯えられている。

近代日本の〈癒す知〉の系譜により直接に関わる研究では、まず、心理学史や精神医学史とより広い文化史研究との交錯領域に関わるものがある。川村邦光は早くからこの領域の論題を独自の視点から取り上げ、『幻視する近代空間——迷信・病気・座敷牢、あるいは歴史の記憶』(青弓社、1990年)で近代的な知による管理の体制が民俗的・宗教的な意識を規制していく状況に注目していた。他にも、井村宏次『霊術家の饗宴』(心交社、1984年)、南博編『近代庶民生活誌19　迷信・占い・心霊現象』(三一書房、1992年)、一柳廣孝『〈こっくりさん〉と〈千里眼〉』(講談社、1994年)などの貢献があり、明治期の催眠術や千里眼の流行は大きな関心を集めるようになった。近年の注目すべき研究成果に、佐藤達哉・溝口元編『通史　日本の心理学』(北大路書房、1997年)、三木善彦・黒木賢一編『日本の心理療法』(朱鷺書房、1998年)、小俣和一郎『精神病院の起源　近代篇』(太田出版、2000年)、小田晋他編『『変態心理』と中村古峡——大正文化への新視角』(不二出版、2001年)などがある。

保健学の分野から文化史研究へと踏み込んだ研究として役立つ書物には、田邊信太郎『病と社会——ヒーリングの探求』(高文堂出版社、1989年)、瀧澤利行『健康文化論』(大修館、1998年)などがある。筆者が本書で試みようとしているのは、保健学や民間医療史研究と宗教史研究と

の接点に位置するような研究と言えると思うが、田邊信太郎・島薗進編『癒しを生きた人々――近代知のオルタナティブ』（専修大学出版局、1999年）はそうした試みの一里塚である。そこでは、「坐」「霊」「心」「食」「気」をキイワードとして、20世紀の初めから後半に至る時期の癒しの運動家の群像が描かれている。医療人類学という立場から、現代日本の漢方医療の位置を解明しようとしたマーガレット・ロック『都市文化と東洋医学』（思文閣出版、1990年、Margaret Lock, *East Asian Medecine in Urban Japan : Varieties of Medical Experience,* University of California press, 1980）も有益な知識を提供してくれる。

文化史をさらに深みに探っていこうとすると、近世文化、民俗文化、民俗宗教、養生論などに触れる必要が生じてくる。近世文化、とりわけ養生論の伝統から近現代の癒しの文化を理解する際には、立川昭二の『いのちの文化史』（新潮社、2000年）などの諸著作、瀧澤利行の『近代日本健康思想の成立』（大空社、1993年）、『養生の楽しみ』（大修館書店、2001年）などが大いに役立つ。民俗文化・民俗宗教研究の側面から癒しの文化史に踏み込んでいるものは少なくないが、波平恵美子『いのちの文化人類学』（新潮社、1996年）、池上良正『民間巫者信仰の研究――宗教学の視点から』（未来社、1999年）などはとくに示唆するところが大きい。中国と日本の養生思想の歴史をさらに奥深く古代まで遡る際には、吉本昭治『養生外史――不老長寿とその周辺』（中国篇、日本篇、医道の日本社、1994年）はたいへん役に立つ。

他方、歴史学の伝統に即した研究では、国策をとらえ、社会統制のあり方と関連づけ、「健康」や「からだ」に関わる知や制度を探ろうとする企てが進んできている。たとえば、明治期から太平洋戦争期に至る衛生政策の展開は文化史上も大いに注目すべきものだが、小野芳朗『〈清潔〉の近代――「衛生唱歌」から「抗菌グッズ」へ』（講談社、1997年）、藤野豊『強制された健康――日本ファシズム下の生命と健康』（吉川弘

文館、2000年)、小林丈広『近代日本と公衆衛生——都市社会史の試み』（雄山閣出版、2001年）などの業績がある。国家の政策と人々の意識や行動との関わりを問うた仕事では、鹿野政直『桃太郎探し——健康観の近代』（朝日新聞社、1998年）があり、『健康観にみる近代』（朝日新聞社、2001年)、はさらに広い範囲へと探求を進めている。「上からの健康文化研究」とでもよべるものであるが、宗教運動や民間療法や雑誌などに注目する〈癒す知〉の研究は「下からの健康文化研究」とよべるだろう。この両方向の研究は相補的である。

また、米本昇平・松原洋子・橳島次郎『優生学と人間社会——生命科学の世紀はどこへ向かうのか』（講談社、2000年）はアメリカ、イギリス、ドイツ、北欧、フランスと並んで、日本における優生思想について論じている。優生学は近代科学が「癒し」と結びつけて導き出したある極端な方向を代表するものであり、注目に値する。優生思想が新しい社会運動に属するフェミニズムや障害者運動と深い関わりをもった。1970年代以降におけるこうした運動の意義については、『優生学と人間社会』でも論じられているが、立岩真也『弱くある自由——自己決定・介護・生死の技術』（青土社、2000年）や森岡正博『生命学に何ができるか——脳死・フェミニズム・優生思想』（勁草書房、2001年）にはこの歴史への鋭い考察が含まれている。本書の終章で論じたセルフヘルプ運動は、このような同時代の歴史と照らし合わせて理解されるべきものである。

◇主要参考文献一覧◇

Catherine Albanese, *Nature Rreligion in America: From the Algonkian Indians to the New Age*, The University of Chicago Press, 1990.

ジャン＝ジャック・アンチエ『カレル――この未知なる人』春秋社、1982年、Jean-Jaques Antier, *Carrel, cet inconnu*, 1974

イヴァン・イリッチ『脱病院化社会――医療の限界』晶文社、1979、1998年（Ivan Illich, *Limits to Medicine, Medical Nemesis: The Exploration of Health*, Calder & Boyars, 1976）

一柳廣孝『〈こっくりさん〉と〈千里眼〉』講談社、1994年

――――『催眠術の日本近代』青弓社、1997年

――――「大正期・心霊シーンのなかの『変態心理』」小田晋・栗原彬・佐藤達哉・曽根博義・中村民男編『『変態心理』と中村古峡――大正文化への新視角』不二出版、2001年

井上円了著、恩田彰校閲解説『新校心理療法』群書、1988年

井上円了著、恩田彰新校監修『新校仏教心理学』群書、1982年

井村宏次『霊術家の饗宴』心交社、1984年

アンリ・エランベルジェ（エレンベルガー）「たましいの癒しの歴史」、中井久夫編訳『エランベルジェ著作集』３、みすず書房、2000年（Henri F. Ellenberger, “Dévelopment historique de la notion de processus psychothérapique,” *L'Union médicine du Canada*, vol. 105, 1976. 同年のパリの国際精神療法学会での講演に基づくが、その時の題は、“Histoire des guérisons psychiques” だった。）

――――『無意識の発見――力動精神医学発達史』弘文堂、1980年（Henri F. Ellenberger, *The Discovery of the Unconscious: The History and Evolution of Dynamic Psychiatry*, Basic Books, 1970）
ドナルド・オースター『ネイチャーズ・エコノミー――エコロジー思想史』リブリポート、1989年（Donald Worster, *Nature's Economy: A History of Ecological Ideas*, Sierra Club Books, 1977）
岡島治夫『自然健康道入門――ヨガと整体による日常生活批判』田畑書店、1977年
岡田茂吉『自然農法解説』1951年（『岡田茂吉全集』編集委員会編『岡田茂吉全集　著述編』第9巻、1996年所収）
小沢牧子「カウンセリングの歴史と原理」日本社会臨床学会『カウンセリング・幻想と現実　上　理論と社会』現代書館、2000年
小田晋・栗原彬・佐藤達哉・曽根博義・中村民男編『『変態心理』と中村古峡――大正文化への新視角』不二出版、2001年
恩田　彰「解説」、井上円了『新校　心理療法』群書、1988年
――――『禅と創造性』恒星社厚生閣、1995年
アルフレッド・H・カッツ『セルフヘルプ・グループ』（久保紘章監訳）岩崎学術出版社、1997年（Alfred H. Katz, *Self-Help in America: A Social Movement Perspective*, Twayne Publishers, 1993）
鹿野政直『近代日本の民間学』岩波書店、1983年
――――『桃太郎探し――健康観の近代』朝日新聞社、1995年
――――『健康観にみる近代』朝日新聞社、2001年
鹿野政直、鶴見俊輔、中山茂編『民間学事典』事項編、人名編、三省堂出版、1997年

フリッチョフ・カプラ『ターニング・ポイント』工作舎、1984年
(Fritjof Capra, *The Turning Point*, John Brockman, 1982)
蒲原聖可『ベジタリアンの健康学』丸善ライブラリー、1999年
アレキシス・カレル『人間――この未知なるもの』三笠書房、1980年
(Alexis Carrel, *Man, the Unknown*, Harper, 1935、原著はフランス語)
――――『ルルドへの旅』エンデルレ書店、1958年（Alexis Carrel, *The Voage to Lourdes*, 1950、原著はフランス語）
河合隼雄『宗教と科学の接点』岩波書店、1986年
――――「序説・現代人の宗教性」『河合隼雄著作集第11巻　宗教と科学』岩波書店、1994年
岸見勇美『ノイローゼをねじふせた男――森田療法の伝道者　水谷啓二の生涯』ビジネス社、1998年
――――『われらが魂の癒える場所――森田療法と長谷川洋三』ビジネス社、1996年
厚生省医務局編『医制八十年史』厚生省、1955年
高良武久他編『森田正馬全集』第一巻－第七巻、白揚社、1974－75年
今　防人『コミューンを生きる若者たち』新曜社、1987年
佐藤達哉「心理学と「変態」――大正期『変態心理』をとりまく文脈」、小田晋・栗原彬・佐藤達也・曽根博義・中村民男編『『変態心理』と中村古峡――大正文化の新視角』不二出版、2001年
佐藤達哉・溝口元編『通史　日本の心理学』北大路書房、1997年
島薗　進「救いから癒しへ――吉本内観とその宗教的起源」新屋重彦・島薗進・田邊信太郎・弓山達也編『癒しと和解――現代におけるCAREの諸相』ハーベスト社、1995年
――――『精神世界のゆくえ――現代世界と新霊性運動』東京堂出版、

1996年
――――『現代宗教の可能性――オウム真理教と暴力』岩波書店、1997年
――――「食――マクロビオティックの世界観」田邊信太郎・島薗進・弓山達也編『癒しを生きた人々――近代知のオルタナティブ』専修大学出版局、1999年
――――「セラピー文化のゆくえ」田邊信太郎・島薗進編『つながりの中の癒し――セラピー文化の展開』専修大学出版局、2002年
R・H・シュライオック『近代医学の発達』平凡社、1974年、(Richard Harrison Shryok, *The Development of Modern Medicine: An Interpretation of the Social and Scientific Factors Involved*, Alfred A. Knopf, 1936, 47)
エドワード・ショーター『精神医学の歴史――隔離の時代から薬物治療の時代まで』青土社、1999年 (Edward Shorter, *A History of Psychiatry : From the Era of the Asylum to the Age of Prozac,* John Wiley & Sons, 1997
グレゴリ・ジルボーグ『医学的心理学史』みすず書房、1958年 (Gregory Zilboorg, *A History of Medical Psychology*, W. W. Norton Company, 1941)
鈴木貞美『「生命」で読む日本近代――大正生命主義の誕生と展開』日本放送出版協会、1996年
鈴木貞美編『大正生命主義と現代』河出書房新社、1995年
曽根博義「中村古峡と『新仏教』――『変態心理』へのもう一つの道」小田晋・栗原彬・佐藤達哉・曽根博義・中村民男編『『変態心理』と中村古峡――大正文化への新視角』不二出版、2001年

瀧 澤 利 行『近代日本健康思想の成立』大空社、1993年
――――――『健康文化論』大修館書店、1998年
――――――『養生の楽しみ』大修館書店、2001年
立 川 昭 二『養生訓に学ぶ』PHP 新書、2001年
田 中　 聡『健康法と癒しの社会史』青弓社、1996年
田邊信太郎『病と社会――ヒーリングの探求』高文堂出版社、1989年
――――――「闇の知の跋渉――松本道別の痕跡」、松本道別『霊学講座復刻版』付録、壮神社、1990年
――――――「浄霊と我が国近代の代替療法」(1)−(3)、『岡田茂吉研究』第22−24号、岡田茂吉全集刊行委員会、1997−98年
――――――「生――オルタナティブな癒しとその実践者」、田邊信太郎・島薗進・弓山達也編『癒しを生きた人々――近代知のオルタナティブ』専修大学出版局、1999年
鶴 田　 静『ベジタリアンの世界――肉食を超えた人々』人文書院、1997年
東洋大学井上円了記念学術センター編『井上円了　妖怪学全集』第一巻、柏書房、1999年
永 沢　 哲『野生の哲学――野口晴哉の生命宇宙』青土社、2001年
西 山　 茂「現代の宗教運動――〈霊＝術〉系新宗教の流行と「２つの近代化」」、大村英昭・西山茂編『現代人の宗教』有斐閣、1988年
野 口 晴 哉『健康生活の原理――活元運動のすすめ』全生社、1976年
野 村 章 恒『森田正馬評伝』白揚社、1974年
萩 原 弘 道『栄養と食養の系譜――主食論争から健康食品まで』サンロード、1985年
長谷川洋三他『森田療法で自分発見――行動があなたを変える』白揚社、1990年

林 仁 一 郎『食養の生涯』林久仁於刊、1977年
アルバート・ハワード『農業聖典』日本経済評論社、1985年（Albert Howard, *An Agricultural Testament*, Oxford University Press, 1940）
福 岡 正 信『自然農法　わら一本の革命』春秋社、1983年
――――『自然に還る』増補新装版、春秋社、1993年
――――『総括編　わら一本の革命』春秋社、1995年
ロバート・C・フラー『オルタナティブ・メディスン――アメリカの非正統医療と宗教』新宿書房、1992年（Robert C. Fuller, *Alternative Medicine and American Religious Life*, Oxford University Press, 1989）
ペーター・ブリュッゲ『シュタイナーの学校・銀行・病院・農場』学陽書房、1986年、（Peter Brügge, *Die Anthroposophen*, Rowolt, 1984）
前 川 理 子「野口晴哉における「いのち」の思想」『東京大学宗教学年報』第13号、1996年
――――「「ニューエイジ」類似運動の出現をめぐって――一九六〇－七〇年代青年の異議申し立て運動との関連で」『宗教と社会』第４号、1998年
真木悠介（見田宗介）『気流の鳴る音――交響するコミューン』筑摩書房、1977年、筑摩文庫版、1986年
松 本 一 朗『食生活の革命児――桜沢如一の思想と生涯』竹井出版、1976年
三木善彦・黒木賢一共編『日本の心理療法』朱鷺書房、1998年
南　　　博『日本人論――明治から今日まで』岩波書店、1994年
矢野一郎監修、財団法人矢野恒太記念会編『数字で見る日本の一〇〇年』国勢社、1981年

山下政三『脚気の歴史――ビタミン発見以前』東京大学出版会、1983年
――――『明治期における脚気の歴史』東京大学出版会、1988年
――――『脚気の歴史――ビタミンの発見』思文閣出版、1995年
山本健造『念写発見の真相――福来友吉博士の生涯』たま出版、1981年
湯浅泰雄『「気」とは何か――人体が発するエネルギー』日本放送出版協会、1991年
吉元昭治『養生外史　中国編――不老長寿の思想とその周辺』医道の日本社、1994年
米本昌平・松原洋子・橳島次郎・市野川容孝『優生学と人間社会――生命科学の世紀はどこへ向かうのか』講談社、2000年
J・J・ロデイル『有機農法――自然循環とよみがえる生命』農村漁村文化協会、1974年（J. J. Rodale, *Pay Dirt*, Rodale Press, 1945）
アンドルー・ワイル『人はなぜ治るのか――現代医学と代替医療にみる治療と健康のメカニズム』日本教文社、1984年（Andrew Weil, *Health and Healing*, Houghton Mifflin Company, 1983）

著者略歴

一九四八年　東京生まれ
一九七二年　東京大学文学部宗教学科卒業
現　在　東京大学文学部（大学院人文社会系研究科）教授

主要編著書

『現代救済宗教論』（青弓社、一九九二年）
『精神世界のゆくえ』（東京堂出版、一九九六年）
『ポストモダンの新宗教』（東京堂出版、二〇〇一年）

ニューヒストリー　近代日本　5

〈癒す知〉の系譜
科学と宗教のはざま

二〇〇三年（平成十五）三月一日　第一刷発行

著　者　島《しま》薗《ぞの》　進《すすむ》
発行者　林　英男
発行所　株式会社　吉川弘文館
郵便番号一一三―〇〇三三
東京都文京区本郷七丁目二番八号
電話〇三―三八一三―九一五一〈代表〉
振替口座〇〇一〇〇―五―二四四

装幀＝清水良洋
印刷＝藤原印刷
製本＝石毛製本

ISBN4-642-03704-7

刊行にあたって

二十一世紀を目前にして、時代は大きく動いています。情報・社会などのボーダーレス化は、国家・民族・家族・文化といった従来自明のことと考えられていた概念に再検討を迫っています。

それはすなわち、近代においてつくられた諸々のシステムと、それを説明してきた歴史の概念がともに揺らぎ始めたということであり、今こそ近代とは何か、さらに歴史とは何かを考え直す時なのではないでしょうか。

また同時に、現代社会の揺らぎは、「知」の世界へもおよび、現在の歴史学も近代につくり出された枠組みであることが指摘され、その再考が主張されています。

そこで、本シリーズでは、これまでの近代史や歴史学のあり方を大胆に問い直し、多くの問題群から新たな歴史像を示すことを試みてみたいと思います。

空間・象徴・民衆世界・ジェンダー・植民地・消費社会など、著者たちは様々なテーマと方法からそれぞれの近代日本像を描き出しますが、それらはいずれも今までのパラダイムに転換を迫るでしょう。

シリーズ一冊一冊のなかから、読者の皆さんに新しい歴史の息吹を感じとっていただければ幸いです。

一九九八年七月

吉川弘文館